一般病棟における入院患者の評価と
対応に役立つ実践的知識！

「大人の発達障害」
トリセツの
つくりかた

編著 **井上真一郎**
岡山大学病院 精神科神経科

中外医学社

● 執筆者一覧 （五十音順）

東 谷 敬 介	市立札幌病院看護部
井 上 真 一 郎	岡山大学病院精神科神経科
井 上 尚 子	岡山大学病院医療技術部検査部門
井 上 悠 里	まな星クリニック
上 村 恵 一	斗南病院精神科
榎 戸 正 則	国立がん研究センター東病院精神腫瘍科
河 野 佐 代 子	慶應義塾大学病院看護部・医療連携推進部
木 野 美 和 子	筑波メディカルセンター看護部
厚 坊 浩 史	がん研究会有明病院腫瘍精神科
齋 藤 円	市立ひらかた病院精神科
佐 伯 吉 規	がん研究会有明病院緩和治療科
酒 井 清 裕	近畿大学病院がんセンター緩和ケアセンター/近畿大学医学部内科学教室心療内科部門
清 水 研	がん研究会有明病院腫瘍精神科
千 田 真 友 子	岡山大学病院精神科神経科
永 井 美 緒	松山赤十字病院精神科・心療内科
中 西 健 二	鈴鹿医療科学大学保健衛生学部医療福祉学科
馬 場 華 奈 己	大阪市立大学医学部附属病院看護部
平 井 啓	大阪大学大学院人間科学研究科
山 口 恵	岡山大学病院医療技術部検査部門

はじめに

　本書は，主に入院患者さんの対応でうまくいかず，つまずき，困った経験を持つ医療者を対象とした，臨床現場ですぐに使える「大人の発達障害」の知識を具体的に解説した実践書です．私はかねてから，大人の発達障害は精神科臨床のみならず，一般臨床における隠れたテーマと考えていました．そして，2016年に行われた第29回日本サイコオンコロジー学会札幌大会（大会長：上村恵一先生）で，中西健二先生と一緒に「大人の発達障害の評価と対応」をテーマとしたメディカルスタッフ向けのシンポジウムを企画・実施しました．本シンポジウムは大変盛況となり，あらためて臨床現場でのニーズの高さを確信し，以後もこのテーマに精力的に取り組んできました．

　大人の場合，発達障害の特性を比較的強く持つ人でも，それによって日常生活に支障をきたすことは少ないかもしれません．ただし，ひとたび身体的不調をきたして入院すると，検査や治療など初めて経験することが続き，さらには体調の悪さや不慣れな医療スタッフとの関わり，大部屋での生活などが重なって自分のペースが保てなくなり，先の見えない不安に陥り，心理・行動面においてさまざまな問題が生じる可能性があります．

　ふだんはあまり意識されませんが，われわれ医療者の頭の中には「標準的な患者像」というものが存在するようです．しかし，日々の臨床ではそこから大きく外れる患者さんに出会うことがあり，その理解に苦しむ言動は，ともすれば自己中心的のように思えてしまいます．そのようなケースにおいて，発達障害の文脈であらためてエピソード全体を眺めてみると，正しい理解や評価，そして適切な対応が見えてくることがあります．つまり，大人の患者さんの治療やケアを担う医療者が，発達障害に関する知識を持っておくことはきわめて有用と考えられます．医療者が適切な対応を行うことによって，患者さんは本来の目的である身体治療を円滑にすすめることができるのです．

　ただし，すべての人は何らかの発達特性を持っていることがほとんどで，人によってその強さや内容が違うだけです．われわれ医療者にとって，対応に困る入院患者さんへの安易なレッテル張りは禁物で，「発達障害の診断をつけること・つけようとすることは，絶対にするべきではない！」というのが本書のスタンスです．また，何が苦手で何に困っているかは，患者さんによって大きく異なりま

す．そのため，決してマニュアル的な対応に終始するのではなく，その患者さんの特性に合わせて対応を工夫することが大切です．

　本書では，まず大人の発達障害に関する実践的知識と介入内容について，オリジナルの図表を豊富に取り入れてできるだけ具体的に解説しました．そして，臨床の第一線でご活躍中の先生方に全国各地からお集まりいただき，7つのテーマについてクロストークを行い，その内容をそのまま掲載しました．豊富なご経験を持つ各職種のスペシャリストから，新しい気づきや有用なアイデアをたくさんいただきましたので，ぜひご一読下さい．また，同じくエキスパートの先生方にお願いし，大人の発達障害をテーマに渾身のコラムを書いていただきました．いずれも大変充実した内容となっており，大人の発達障害に対する視野が広がり，理解がさらに深まるものと確信しています．

　「大人の発達障害」について正確な知識を持つことで，患者さんの見え方や接し方がガラリと変わる可能性があります．本書が，主に入院患者さんの対応に難渋した経験を持つ医療者にとって，その一助となれば幸いです．

　　2020 年 7 月

　　　　　　　　　　　　　　　　　　　　　　　　井 上　真 一 郎

謝　辞

　本書をまとめるにあたり，岡山大学病院精神科リエゾンチームのメンバーをはじめとして，矢野智宣先生，武田直也先生には，多くのご協力とご助言をいただきました．

　また，中外医学社の上岡里織さまにおかれましても，細部にわたり適切なご指導をいただきました．

　ここに深く感謝の意を表します．本当にありがとうございました．

＊発達障害と発達特性の違い＊

☞ 誤解や混乱のないように

- **発達特性**とは，「得意・不得意のバラツキ」のことで，例えば「想像力の欠如」や「不注意」など，発達障害の診断につながる特徴です．

- 得意なことや不得意なことの種類や程度は人によって異なるため，**発達特性**は人それぞれと考えられます．

- **発達特性**が強い（得意・不得意のバラツキが大きい）からと言って，必ずしも社会生活に支障をきたすわけではなく，「**発達特性が強い＝発達障害**」ではありません．

- ただし，**発達特性**が強いと，それによって社会生活に支障をきたす可能性が高くなります．

- **発達特性**によって社会生活に支障をきたすことで，何らかの支援が必要な状態になると，**発達障害**と診断されます．

目　次

第1章 知識編

井上真一郎

1. 今なぜ「大人の発達障害」が問題なのか?

　はじめに，多くの臨床現場において，今なぜ「大人の発達障害」が問題となっているのかについて考えてみたいと思います．

　発達障害は，生来のものですので，基本的には幼少期からみられます．発達障害の子どもは，コミュニケーションの問題などを抱えているため，日常生活のさまざまな場面で支障をきたすことがあります．例えば，なかなか友達ができなかったり，親や学校の先生からしょっちゅう怒られたりと失敗体験を繰り返し，そのことですっかり自信を失ってしまい，場合によっては不登校や引きこもり，非行などにつながることもあります．そこで，これらを補う方法の一つに，児童発達支援センターや事業所，専門病院や施設などにおける「療育プログラム」があります．このプログラムでは，社会生活に適応する力を育むことを目的として，個々の障害特性に応じた支援が行われており，これによって日常生活の中で適応できる範囲が少しずつ拡がるようになります（図1-1）．

　では，発達障害の子どもが大人になったら，適応可能な範囲はどうなるでしょうか?

　発達障害の子どもは成長してやがて大人になり，多くの経験を積むことによって，定型発達の子どもと同じように適応できる範囲も少しずつ拡がってきます．中でも，知的レベルに問題がない場合，日常生活においてその特性はほとんど目立たなくなります．ただし，決して根本的な特性がなくなるわけではありません．では，実際には，どのように適応しているのでしょうか?

　発達障害の人には，「パターン認識」という傾向がみられます．これは，わかりやすく言うと，例えば「Aの時には，Bをしよう」というものです．つまり，「これまで，Aという状況では，Cではなく，Bとい

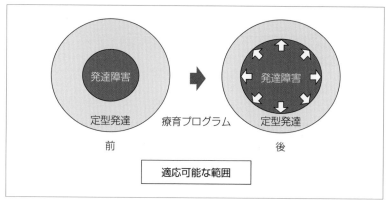

図 1-1　幼少期における定型発達児と発達障害児の適応可能な範囲

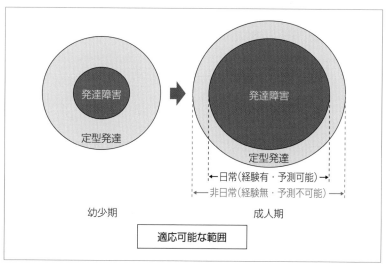

図 1-2　大人における定型発達者と発達障害者の適応可能な範囲

う行動をとったらうまくいった」という経験則に基づくもので，これによってひとまず日常的に起こりうることには問題なく対処することができます．

　ただし，予期せぬ A'という状況では，いくら探しても自分の中に「経験則に基づく引き出し」，すなわち確立したパターンがありません．したがって，何もできなくなってフリーズしたり，パニックに陥ったり，一般常識では考えにくい行動をとってしまったりするなど，適切な

JCOPY 498-22920

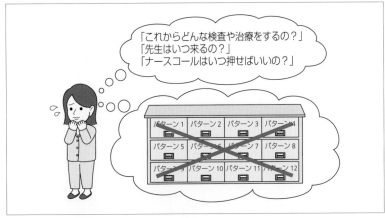

図 1-3　入院は経験がないことの連続である

表 1-1　発達障害の特徴と入院後の問題例

特徴	入院後の問題例
環境変化に弱い	不安, イライラ, 不眠などをきたす
もともとマイペース	急な予定変更にパニックになる
感覚が過敏	音に過敏で周囲とトラブルになる 痛みなどに過剰に反応する
見通しを持つことが苦手	スケジュールがわからず混乱する

対応がとれなくなります. つまり, ふだんの生活においては問題がなくても, 経験がなく, 予測が不可能で非日常的なことが起こると, うまく対処しきれずさまざまな問題を抱えることになるのです (図 1-2).

例えば, 入院は「非日常」の典型例です. ひとたび身体的な不調をきたして入院すると, 検査や治療など, 初めて経験することの連続で, 自分の中に「引き出し」がないことばかりです (図 1-3).

そこに, 体調の悪さや不慣れな医療スタッフとの関わり, 大部屋での生活などが重なって自分のペースが保てなくなり, 先の見えない不安に陥り, 心理・行動面においてさまざまな問題が生じる可能性があります (表 1-1).

医療者にとって, そのような患者さんの対応はとても難しく感じられ, 場合によっては早期退院や転院が検討されてしまうなど, 入院治療に大きな影響をもたらします. 今, 臨床現場では, このようなケースが

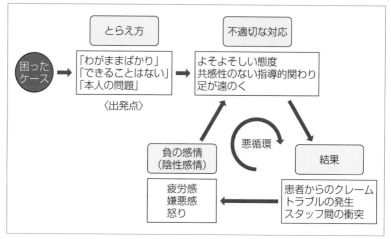

図 1-4　医療者の中での悪循環

多数報告されており，まさに「大人の発達障害」が大きなトピックと
なっているのです．

　ただし実際には，医療者は患者さんの持つ発達障害の特性に気づきに
くいことが指摘されています．理由として，すでに説明したように，大
人の場合は発達障害があっても大半はその診断がついていないことや，
一見その特性が目立ちにくいことなどが挙げられます．また，多くの医
療者は発達障害について正確な知識を持っておらず，本人の性格や努力
不足の問題などと決めつけてしまうこともあるようです．

　医療者が対応に困るケースの多くでは，図 1-4 のような悪循環が起
こっていると考えられます．例えば，指示を守ってくれない患者さんが
いた場合，「わがままばかり言って……」「われわれにできることはない」
などとネガティブなとらえ方をしてしまいます．そして，ベッドサイド
に行く回数が減り，診察やケアの時間も短くなり，ルールの徹底に終始
して共感的な関わりがなくなり，結果的にすれ違いが増えて大きなトラ
ブルにつながりかねません．それによって，ますます陰性感情が強く
なってしまい，さらなる不適切な対応を招くことになります．

　この悪循環を絶つために，まずはとらえ方を変えてみることです．そ
のことで，適切な対応がとれるようになり，良好な医療者－患者関係に
つながる可能性があります（図 1-5）．発達障害の特性とは，決して弱

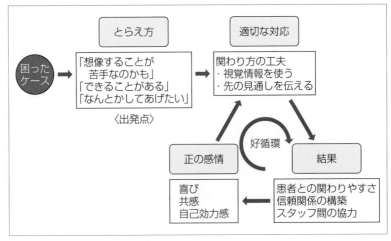

図1-5　医療者の中での好循環

点ばかりではなくその人の強みの部分でもあり，また医療者にできることは必ずあるため，すべてをネガティブにとらえないようにしたいものです．

　われわれ医療者は，発達障害の患者さんの対応で困った経験をすることで，つい誤解や偏見を持ってしまうようになります．また，先入観から苦手意識を持っている方も多いのではないでしょうか？

　困っているのは医療者だけでなく，実は患者さんも困っており，つらい思いをしていることを決して忘れてはなりません．そのためにも，大人の患者さんの治療やケアを担う医療者こそ，発達障害について正しい知識を身につけておく必要があると言えます．そのことによって，医療者自身が健全なメンタルヘルスを保てるようになり，患者さんも安心して入院生活を送ることができるようになるのです．

医師

Column

私が「大人の発達障害」の重要性に気づいたきっかけ

井上真一郎（岡山大学病院精神科神経科）

　私が精神科医になったのは2001年ですが，当時はまだ精神科医の中

でも「発達障害は児童精神科医が診るもの．児童精神科医さえ知っていればそれでよい」という考え方が主流だったように思います．その後，私はいくつかの病院で研鑽を積みましたが，児童を診る機会はほとんどなく，発達障害について知らなくても特に診療で困ることはありませんでした．

　そんなある日，いつものように外来をしていて，うつ病で休職中の患者さんの診察をしていた際，同席されていた職場の人事担当の方から「うちの会社で産業医をしてくれないか？」というお話をいただきました．患者さんのメンタル不調を職場側から見ることで自分自身の診療の幅が広がるのではと思い，二つ返事で OK したのですが，これが私にとって大きな転機となりました．

　産業医を始めて大きな学びとなったのは，職場でうつ症状をきたすケースの中に，しばしば発達障害の特性による困り感がベースに存在している（異動など新しい環境への不慣れ，複数のタスクに対する優先順位付けの苦手さなど）ということです．そのため，発達障害の可能性を念頭に入れた評価や対応が有効であり，大人の精神科臨床における発達障害の知識の大切さに，初めて気がついたのです．

　一例を挙げます．うつ病で休職中であるにもかかわらず海外旅行へ出かけ，事もあろうに職場にわざわざお土産を渡しに行った人がいました．おそらく，「休んでいることで職場のみんなに迷惑をかけているのに，そんな中，もし海外旅行に行ったということが知られたら，みんなにどう思われるかわからない」というのが一般的な感覚ですので，お土産を配って回るという行動には強い違和感を覚えます．ともすれば，「本当に病気なのか？」と考える人もいるかもしれません（ただ，もしも仮病だったら，むしろ海外旅行がバレないように立ち振る舞いそうですが……）．

　当時，このような人は「新型うつ病」と呼ばれ，マスコミでもよくとりあげられていました．ただ，自分なりにいろいろ調べているうちに，「これは発達障害がベースにあるのではないだろうか」との考えに至りました．つまり，本人は「旅行先では必ずお土産を買って職場の人に渡す」というふだんのルーチンを律儀に守っただけで，全く悪気はなく，そこには「職場からどう思われるだろうか？」という想像力が働かないのです．以

後，職場における多くの困難事例を発達障害の観点から眺めてみることで，一見不可思議なその言動が理解可能なものとなり，対応などを少しずつポジティブに考えることができるようになりました．これについては，産業医として関わるケースだけでなく，精神科外来に来られる摂食障害の患者さんの体重への強いこだわりや頑なさ，慢性疼痛の患者さんの症状へのとらわれや感覚の過敏さなどは，いずれも発達障害がベースに存在している場合もあり，そのような見立てを関わり方や治療に活かすことができると感じています．

　最近は「発達障害」が中途半端に知られてきて，「上司から『あなたは発達障害かもしれないから，産業医の先生に検査や診断をしてもらったほうがいい』と言われたので来ました」というケースも増えてきました．本人が，これまでの人生の中で周りとの違和感や生きづらさを感じ，自ら発達障害を疑って診察に来たのであればともかく（それでも診断名をどのタイミングでどのように伝えるかは難しいのですが），そのようなケースで安易に発達障害の診断をつけようとすると，ともすれば「発達障害」の診断名だけが職場で一人歩きをしてしまい，結果的に誰も得をしません．そこで，産業医としての場面において，私は発達障害の診断は原則として行わず，またあえて「発達障害」という言葉も出さないようにしています．そして，本人の特性をなるべく平易な言葉で説明し，職場の状況に即して本人が得意なことと苦手なことを整理し，本人ができること・するべきこと，そして周りができること・補うことなどについて，具体的なアドバイスを行っています．

　入院患者さんについてコンサルトを受け，診察の結果，発達障害の特性があると考えられるケースについても，全く同じスタンスです．本書で述べたように，身体疾患で入院した患者さんについては，大人の発達障害に関する正確な診断よりも適切な対応を行うことのほうが大切で，そのことによって患者さんが円滑に入院生活を送れるようにサポートできればと考えています．

2. 発達障害とは？

A. 発達障害の定義

　発達障害とは，生まれながらの脳機能の影響で得意・不得意のバラツキがあり，それによって社会生活で生きづらさを抱えているものです（図1-6）．

　この「脳機能の影響による得意・不得意のバラツキ」のことを，「発達特性」あるいは「特性」と呼びます．そして，この特性が強いことによって社会生活で機能障害をきたしている人が発達障害ということになります．これについては，図1-7のような図式でとらえるとわかりやすいかもしれません．

　「発達特性」あるいは「特性」は，生まれながらにして本人に備わった特有の性質であるため，決して変えることはできません．「本人の特性は変わらない/変えられない」．医療者はまずここを出発点にする必要があります．すなわち，「なぜこの人はAにこだわるのをやめないのだろう」と考えがちですが，それは「Aにこだわる」という特有の性質があるためで，そのこだわりをやめることは難しいのです．そこで，医療者が発達障害の患者さんにかかわる際には，その発達特性を変えよ

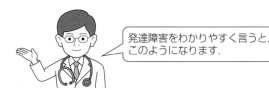

発達障害をわかりやすく言うと，
このようになります．

「生まれながらの脳機能の影響で，
得意・不得意のバラツキ（偏り）があるため，
社会生活で生きづらさを抱えている人」

図1-6　発達障害の定義①

JCOPY 498-22920

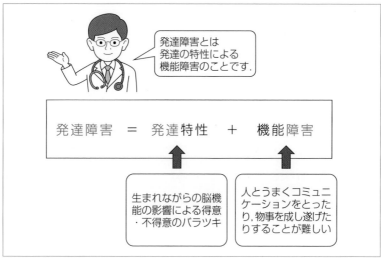

図 1-7　発達障害の定義②

うとするのではなく,「本人の特性は変わらない / 変えられない」を大前提として受け入れた上で,患者さんの発達特性を前向きに理解する姿勢が大切です.つまり,どのような特性が入院生活の中でいかなる問題を引き起こしているのかについて評価し,それを環境の調整や対応の工夫に活かすことで医療者は患者さんにかかわりやすくなり,患者さん自身も入院生活に適応しやすくなるのです.

B. 発達障害の分類

　発達障害は,大きく① ASD（Autism Spectrum Disorder: 自閉症スペクトラム障害）,② ADHD（Attention-Deficit Hyperactivity Disorder: 注意欠如・多動性障害）,③ LD（Learning Disorder: 学習障害）の 3 つに分類されます.それぞれの具体的な特徴について,図 1-8 に簡潔にまとめます.

　発達障害には,この 3 つのほか,知的能力障害,チック障害,発達性協調性運動障害なども含まれます.ただ,本書は大人の患者さんの治療やケアを担う医療者を読者対象としているため,①医療者が遭遇する機会が多く,②医療者が対応に困る可能性が高く,③医療者の見逃しや誤解による陰性感情につながりやすい,などの観点から,ASD と ADHD の 2 つについて取り上げます.

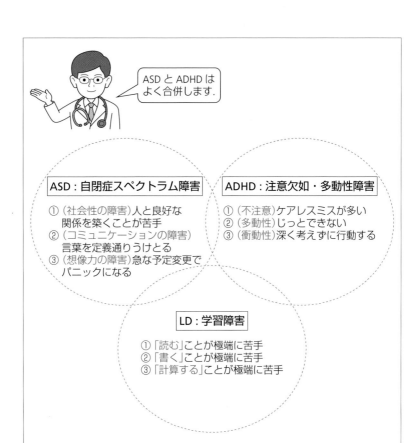

図 1-8　発達障害の分類

看護師

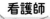

『場所』から考える大人の発達障害
～様々な場所での臨床経験から～

東谷敬介（市立札幌病院精神看護専門看護師）

　『発達障害』という言葉がメディア等で多く聞かれるようになったのは，2000 年代初頭からであろうか．現在も，書籍や Web などで，発達障害に関する情報があふれ『発達障害』という言葉は世間一般にも認知されてきている．元々，発達障害は，主に児童精神分野で扱われてきたものであった．しかし，近年では成人期以降の人を対象とした『大人の発達障害』

という概念が生まれ，精神科以外の領域でも取り上げられるようになった．

　今回は，筆者が臨床で経験してきた大人の発達障害者との関わりを通して，思っていること・感じることを述べていく．なお発達障害という言葉の定義は，現時点では曖昧であると考える．そこで，本コラムでは，日常の臨床場面で接する可能性が高いと思われる『自閉症スペクトラム障害（ASD）』と『注意欠如・多動性障害（ADHD）』を大人の発達障害として定義する．事例に関しては，本質を損なわない程度に変更していることも合わせてお伝えしておく．

施設での大人の発達障害

　筆者と発達障害者との関わりは，今から20年程前に自閉症児施設に配属になった時からである．自閉症『児』施設とは言うものの，当時の筆者より年上の利用者が多かった．「自閉症といえば，ひきこもりでおとなしい」という無知な看護師であったため，重度なASDの人達の行動には驚いた．例えば，耳を塞いで何時間もその場から動けない人，気になるものが目につくと何でも口に入れてしまい飲み込んでしまう人などである．利用者達は，施設の中で『大人になった発達障害者』であり，幼少時からある行動特性に配慮し，環境の変化が最小限になるようなケアを意識していた．

精神科病棟での大人の発達障害

　次に発達障害者と関わった場所は，精神科病棟であった．抑うつ状態や，幻覚妄想状態などの二次障害により生活に支障をきたし入院した患者だった．発達障害の診断を受けている人もいれば，発達障害疑いとされている人もいた．この当時（2000年代中頃）は，大人の発達障害という概念はあったものの，入院後に確定診断に至るケースは少なかったように思える．施設の時とは違い，会話ができる人が多かったのも特徴である．しかし，それゆえに，医療者とのコミュニケーションが上手くいかないこともあり，陰性感情を持ってしまう医療者もいた．ケアとしては，コミュニケーション障害に配慮しながら，退院後の生活への支障が少なくなるよう教育的な介入をしていた．

一般病床での大人の発達障害

　最後に，一般病床で精神科リエゾン看護師として関わってきたことについて述べる．今までは，程度の差はあれ行動特性や二次障害が明確にあり，直接ケアが中心だった．しかし，リエゾン領域で関わる人達は，入院目的は発達障害（二次障害）の治療ではなく，あくまでも，身体疾患の治療のためである．そして，病棟スタッフからは，身体治療やケアに影響を及ぼすような状況になってから，どのように対応したらよいか相談されることが多い．実際，患者に会って直接ケアすることもあれば，スタッフから患者の状態を聞いて間接介入だけの時もある．少ない情報を基に，特性をアセスメントし，入院環境に適応できるようなケアを提供するのか，そのケアを病棟スタッフが継続するためには，どのようにスタッフに伝えればよいのか，頭を悩ませているのが現状である．

　このように『大人の発達障害』と一言で言っても，医療者に求められる対応は，発達障害者がいる場所によって異なる．その人やその場に合った，ケアのゴール設定をしないと双方にとって辛い結果となる．ケアのゴール設定を明確化する重要さは，昨今の急性期病院での認知症ケアの構図に通ずるものを感じる．認知症という言葉の安易な使用により，患者が適切な医療が受けられない時代もあった．発達障害という言葉も同様に，医療者がレッテル貼りをしないよう，適切な知識の啓発が大切であると考える．

JCOPY 498-22920

3. ASD とは？

A. ASD の診断基準

ASD（Autism Spectrum Disorder）は，「自閉症スペクトラム障害」または「自閉スペクトラム症」と和訳されています．DSM-5[1] による診断基準は表 1-2 の通りで，A〜E のすべてを満たす場合に ASD と診断されます．

ASD の代表的な特徴は，①社会性の障害，②コミュニケーションの障害，③想像力の障害とそれに基づく行動の障害（こだわり行動）という，Wing が提唱した 3 つ組です[2]．これらの機能障害によって，社会

表 1-2　DSM-5 における ASD の診断基準

A. 社会的コミュニケーションおよび対人的相互反応における持続的な欠陥がある． 1. 相互の対人的－情緒的関係の欠落． 2. 対人的相互反応で非言語的コミュニケーション行動を用いることの欠落． 3. 人間関係を発展させ，維持し，それを理解することの欠落．	C. 症状は発達早期に存在していなければならない（しかし社会的要求が能力の限界を超えるまでは症状は完全に明らかにならないかもしれないし，その後の生活で学んだ対応の仕方によって隠されている場合もある）．
B. 行動，興味，活動の限局された反復的な様式 (以下の少なくとも 2 つ). 1. 常同的または反復的な身体運動．物の使用，または会話． 2. 同一性への固執，習慣への頑ななこだわり，言語・非言語的な儀式的行動様式． 3. 強度や対象において異常なほど，きわめて限局され執着する興味． 4. 感覚刺激に対する過敏さまたは鈍感さ，または環境の感覚的側面への並外れた興味．	D. その症状は，社会的，職業的，または他の重要な領域における現在の機能に臨床的に意味のある障害を引き起こしている． E. これらの障害は，知的能力障害または全般的発達遅延ではうまく説明されない．知的能力障害の併存の診断を下すためには，社会的コミュニケーションが全般的な発達の水準から期待されるものより下回っていなければならない．

（日本精神神経学会（日本語版用語監修）. 髙橋三郎，大野　裕，監訳. DSM-5 精神疾患の診断・統計マニュアル. 医学書院；2014. p.49-50）

生活（家庭，学校，職場など）に支障をきたすことになります．

　ASDは生来のものであるため，幼少期にはすでにその特徴がみられており，基本的には大人になってから発症するものではありません．ただし，幼少期では生活の場が家庭や学校などに限られており，やるべきことの範囲も比較的狭いため，ASDで特に療育プログラムを受けていなくても生活の場面であまり目立たず，大きな問題にならないこともあります．一方，大人になって生活の場が広がり，社会的な役割が増えて責任や負担が大きくなったり，臨機応変な対応が求められたりする場面では，もともと存在していたASDの特性が顕在化しやすくなります．まして，入院中は予期せぬことの連続であるため，ASDによるさまざまな問題が生じる可能性があるのです．

　ここでは，ASD（自閉症スペクトラム障害）をよりイメージしやすくするために，「**自閉**」「**スペクトラム**」「**障害**」の3つに分けて解説してみます．

B. 自閉とは？

　「自閉」という言葉は，誤解を招きやすいことが従来から指摘されています．読んで字の如く，「自分の殻に，閉じこもる人」と考えられてしまい，自室にひきこもっている人や他人と一切関わろうとしない人がイメージされがちです（図1-9）．

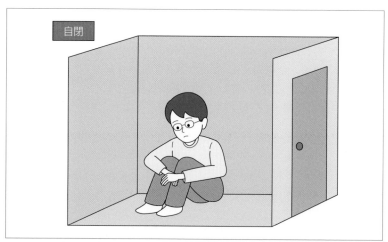

図1-9　一般的な「自閉」のイメージ（②受身型および③孤立型）

JCOPY 498-22920

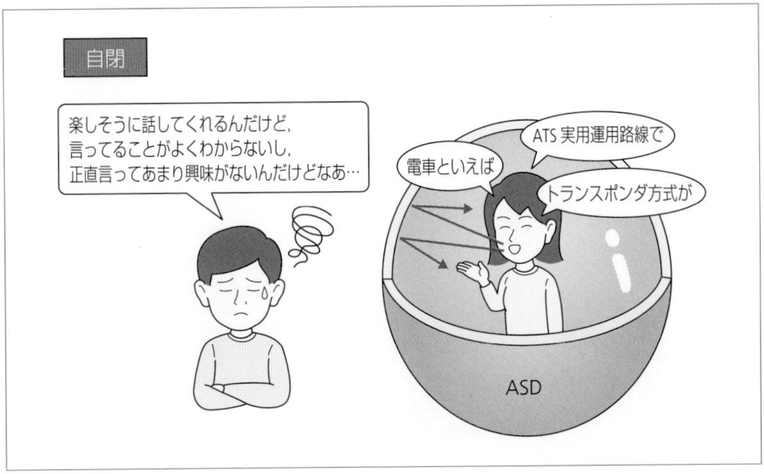

図1-10 自閉傾向の人のコミュニケーション（①積極奇異型）

　ASD は，「コミュニケーションのとり方」という観点から，①積極奇異型，②受身型，③孤立型の3つに分けられます．このうち，③孤立型は図1-9 のイメージに近く，人に対する関心が乏しいタイプです．また，②受身型も人と積極的に関わるタイプではありません．ただし，ASD で言う「自閉」とは，人とのコミュニケーションのとり方が自己完結的であること，つまり双方向ではなく一方的であることを指します．これは，DSM-5 のA 項目「相互の対人的－情緒的関係の欠落」と「対人的相互反応で非言語的コミュニケーション行動を用いることの欠落」に該当します．したがって，①積極奇異型の人は，人と関わりたくてむしろよくしゃべることも多いのですが，相手が自分の話をどのような気持ちや立場で聞いているか，ということに想像が及ばないことがあります．そのため，受け手としては会話が表面的なものに感じられ，内容が伝わってこないだけでなく，感情の共有ができないと感じるのです（図1-10，図1-11）．ただし，本人は自らの自閉傾向の強さを自覚していないことも多く，ここに周りと大きなギャップが生じてしまいます．

C. スペクトラムとは？

　次に，スペクトラムという概念について解説します．スペクトラムとは，「現象や症状などが，あいまいな境界を持ちながら連続していること」を指します[3]．つまり，スペクトラムとは，変動するものの連続体

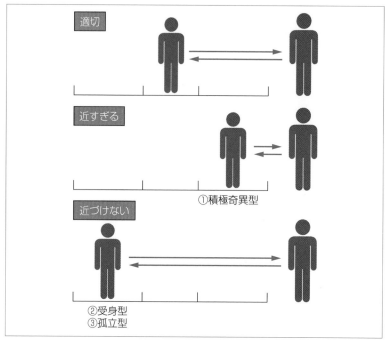

図1-11 ASDのタイプ別にみる他者との距離感のイメージ

のことで，色の濃淡で表現される「グラデーション」のようなものです．したがって，「白か黒か」のように，ハッキリと境界がつけられるものではない，ということがその特徴です．

　ASDもスペクトラム概念であり，人によって「ASDあり/なし」と二分化されるものではありません．世の中の多くの事は，「正しい/間違い」「良い/悪い」という二元論で考えられがちですが，ASDには個別性・多様性があるため，グラデーションのようなとらえ方をすることが重要です．すべての人はASDに関する何らかの特性を持っていることがほとんどであり，A〜Cさんのように，その特性の強さによって同じ連続線上のどこかにマッピングされる，と理解しておきましょう（図1-12）．

　また，図1-12において比較的特性の強いBさんと同じラインにマッピングされている人々も，得意・不得意のバラツキ（得意・不得意の内容）はそれぞれ異なります（図1-13）．つまり，ASDの特性は人それ

JCOPY 498-22920

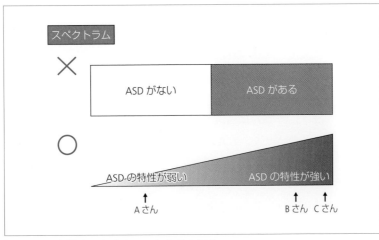

図1-12　自閉症におけるスペクトラム概念

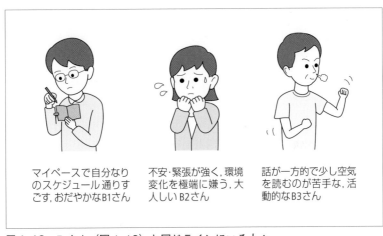

図1-13　Bさん（図1-12）と同じラインにいる人々

ぞれで，きわめて多様ということです.

D. 障害とは？

　ASDにおける「障害」とは，DSM-5のD項目に「社会的，職業的，または他の重要な領域における現在の機能に臨床的に意味のある障害を引き起こしている」とあるように，いわゆる「機能障害」のことです. したがって，ASDの特性があるからといって，必ずしも社会生活上に

支障をきたすわけではなく，その特性を活かした仕事に就いていたり，周囲にその特性を受け入れてもらえていれば，大きな問題は生じません.

　ただし，ASD の特性が強い場合は，環境や周囲の対応への不適応を起こしやすいと考えられます. これについて，図1-12 をもとに具体的に考えてみましょう.

　まず，A さんは ASD の特性が弱く，得意・不得意のバラツキはあまりみられません. したがって，社会生活を送る上で必要な各機能にバランスがとれており，経験のないことや予測できないことにも柔軟に対処できるスキルを持っています. もし A さんが入院しても，その特性による問題は生じないと考えられます.

　次に，B さんは ASD の特性がやや強く，ルーチン化した日常生活においては問題ありませんが，ひとたび非日常的なこと，例えばがんに罹患し，痛みが強くなり，入院して検査や治療を受けるといったこれまでに経験のないことが続くと，混乱が強くなって一つ一つにうまく対処できなくなり，ASD の特性が顕在化する可能性があります. このケースを，著者は「隠れ ASD」と呼んでいます.

　そして，C さんは ASD の特性がきわめて強いため，非日常的なことだけでなく，日常生活全般において何らかの支障をきたしている可能性があります. したがって，すでに診断がついていて何らかの支援が入っているケースや，二次的な精神症状（不安や抑うつなど）をきたして精神科に通院中の場合などがあります.

　以上より，A さんが入院した際には特に問題はみられませんが，B さんや C さんの場合，入院生活のさまざまな場面で ASD による問題が生じる可能性があります. また，このうち，ASD の特性がきわめて強い C さんの対応が大変になることはもちろんですが，意外にも入院患者さんで最も問題となるのは，日常生活では特に問題がないことでノーマークになりやすい B さんかもしれません.

　ただし，ASD による問題が生じているケースでは，医療者が困っているだけでなく，患者さん自身も入院生活に適応できずに困っています. ASD の和訳である「自閉症スペクトラム障害」には「障害」という言葉が入っているため，一般的に ASD に対してマイナスイメージが持たれやすいようです. 実際，医療者は ASD の患者さんに関して困っ

JCOPY 498-22920

た経験をすることが多いため，非医療者以上に ASD に対してネガティブになりやすいかもしれません．

ASD の人は，決して周囲を困らせようとしているわけではなく，自らの特性によって日常生活で支障をきたすことに対して，自分自身でも困っています．そこで，医療者こそ，ASD に対して誤解や偏見を持つことなく，よき理解者であるべきと考えられます．

E．ASD の臨床的特徴

DSM-5 における ASD の診断基準はやや抽象的であり，イメージがしにくいように思います．そこで，実際にみられるエピソードを意識して，独自の観点で具体的に整理してみたいと思います．

すでに述べたように，ASD の代表的な特徴は，①社会性の障害，②コミュニケーションの障害，③想像力の障害とそれに基づく行動の障害（こだわり行動）という，Wing[2] が提唱した3つ組です．児童精神科医の先生方の中には，この3主徴に基づいて ASD を整理・理解しておられる方が多く，とても有用と考えられるものです．

ただし，主に大人の患者さんの身体的治療やケアを担う医療者にとって，ASD の患者さんについて実際に困るのは「かかわり方」，すなわちコミュニケーションの問題です．そこで，本書では，ASD の臨床的特徴を「コミュニケーションを難しくしているもの」という観点でとらえ直し，「①想像力」「②こだわり」「③感覚」という3つの要素に分けて整理したいと思います（表1-3）．これについては，例えば「想像力が乏しい」ために自分なりの秩序を求めることがあり，それが「こだわり」行動となって現れるという考え方もできるなど，明確に分けられないことも多いのですが，ここではあえて3つに分類してみたいと思います．

まず，ASD では想像力を働かせるのが苦手なため，指示代名詞の意

表1-3　ASD においてコミュニケーションを難しくしている3つの特徴

①**想像力**を働かせるのが苦手
②特定の物事への**こだわり**が強い
③**感覚**の偏り（過敏や鈍麻）がある

味することや物事の加減がわからなかったり，急な予定変更でパニックになったりします．

　また，特定の物事へのこだわりが強く，自分の考え方ややり方に固執し，切り替えたり臨機応変に対応したりすることが難しくなります．

　さらに，感覚（聴覚，視覚，触覚などあらゆる感覚を含む）の偏りがあるため，音や光に対して過剰に反応したり，タッチングを極端に嫌ったりする場合があります．また，痛みを執拗に訴えるケースなどもみられます．

　このように，コミュニケーションを難しくしている3つの特徴について，それぞれがどのようなエピソードとなって現れるのかも含めて理解しておくと，実臨床できわめて有用と考えられます（表1-4）．

表1-4　ASDにおいてコミュニケーションを難しくしている3つの特徴とエピソード

特徴	具体的なエピソード
①想像力	説明が理解できない 聴いたことが頭に入りにくい 場の空気が読めない 言葉を字義通りうけとってしまう 暗黙の了解がわからない 「あれ」「これ」の指示代名詞がわからない 「適当に」などの加減がわからない 見通しをつけるのが苦手 急な予定変更でパニックになる 一方的に延々と話をする
②こだわり	自分の考え方ややり方に固執する 独特の言い回しをする 民間療法に固執する クレームが多い 臨機応変な対応ができない 優先順位をつけることが苦手
③感覚	音や光に対して過剰に反応する 痛みを過剰・執拗に訴える タッチングを極端に嫌う 偏食が強い

注: これらのエピソードはASDのみにみられるものではありません．

JCOPY　498-22920

F. 想像力とは？

　まず，ASD の人は「想像力を働かせるのが苦手」という特性を持っています．そのため，自分の行動を場の状況にうまく合わせることができません．これを理解するために，「サリー・アンの課題」を紹介します．この課題は，「相手の心を推測する能力」を評価するものです．

　図 1-14 を見てください．最終的に，サリーがビー玉を探すのは，カゴと箱のどちらでしょうか？

　サリーが不在の間にアンがいたずらをして，ビー玉を箱の中に移し変えたので，実際にはビー玉は箱の中にあります．ただし，サリーはまだ自分のカゴに入っていると思いこんでいるため，「箱ではなくカゴの中を探す」というのが正解です．これに対して，自閉傾向の強い児童は，サリーの立場になって考えることができないため，「ビー玉が入ってい

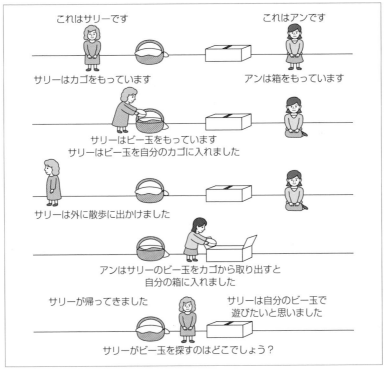

図 1-14　サリー・アンの課題
(Baron-Cohen S, et al. Cognition. 1985; 21: 37-46[4]) より)

るのは箱の中だから，箱を探すに決まっている」と回答するのです．

　以上から，次の2つのことがわかります．まず，「①自閉傾向が強いと相手の立場になって物事を考えるのが難しい」ということ，そして，「②自分が知っていることは相手も知っていると思ってしまう」ということです．この課題については，成長するにしたがって経験値が上がるため，多くの場合，大人になると通過できるようになります．ただし，根本にある特性は変わらないと考えられるため，「想像力を働かせるのが苦手」な大人になります．そのため，会話をしていても一方的で前置きがなかったり，内容が急にとんだりすることがあるのです．

　ASDの人の認知特性として，多くは視覚優位・聴覚劣位であることが知られています．すなわち，聴いたことは覚えにくく，一つ一つ正確に理解することが苦手という特徴があります．病院では，検査のこと，点滴のこと，食事のことなど，多くのことが口頭で患者さんに伝えられます．ASDの人は聴いた内容が頭に残らないことがあるため，患者さんは「聴いていない」と訴え，医療者側は「言った」と主張するなど，両者に大きなすれ違いが起こりえます．そこで，口頭で伝えるだけでなく紙に書いたり，パンフレットや説明書を積極的に用いるなど，視覚情報を有効活用して想像力の欠如を補うことがポイントになります．

G．こだわりとは？

　ASDにみられるこだわりを端的に表現すると，「マイペース・マイルール」になります．こだわりが強くなると，「人に合わせることができない」あるいは「自分のやり方にこだわる」ようになるため，周りとしてはどのように対応すればよいか困ります．特に，病院には病院独自のルールやとり決めがあり，検査や治療，医師からの説明，看護師のケアなど，手順を定めたマニュアルが多数存在します．そのため，患者さんが自分の考え方ややり方を主張してもそれが通らず，結果的に拒否やクレームにつながることがあります．また，自分のやりかた以外どうしても納得できない場合，今すべきことや必要なことが出てきたとしても自分の中での優先順位を変えられず，臨機応変に対応することができません．

　「こだわり」は，多くの人が持っているものです．一般的な「こだわり」とは，「コーヒーは豆にこだわる」といった趣味・趣向であったり，「あ

JCOPY 498-22920

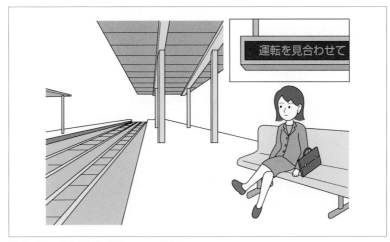

図1-15　例）通勤手段へのこだわり

くまでも結果にこだわる」のように目的を追求するようなニュアンスです．それに対して，ASDにみられるこだわりは「そのことに固執してしまい，柔軟な考え方や行動ができない」ということです．ASDの児童では，登下校の道順にこだわりをもっていることがあり，ふだんと違うルートでは落ち着かなくなります．ASDの大人でも，こだわりが強い場合，例えば通勤手段としていつも使っている電車が急な事故で運転見合わせになったとしても，タクシーやバスなどの代替手段をとることなく，ひたすら運転再開を待ち続けることがあります（図1-15）．たとえ重要な会議に遅れそうな場合でも，それに間に合うことを最優先に考えて別の通勤方法をとるような機転が利かず，一つのことに執着してしまうのがASDの「こだわり」の特徴です．

　入院中は，不安や心的疲労によって思考の幅が狭くなり，こだわりがさらに強くなってしまうことがあります．その場合，こだわりそのものを扱うのではなく，まずは不安の軽減を目的とした対応を行うことも有用です．不安が軽減することで，こだわりも少しずつ和らぐ可能性があります．

H．感覚とは？

　ASDの人では，感覚について，「過敏さ」または「鈍感さ」といった両極端な傾向がみられることがあります．ここで言う感覚とは，外部刺

激に対する感覚と，体内の自覚的な感覚の2種類に分けられます．

　外部刺激とは，音や光，においなどです．中でも，音に過敏な人が多く，入院中では同室者の話し声やイビキなどが気になり，ずっとイライラしていたり，思いつくままに文句を口にしてしまいトラブルに発展してしまったりすることがあります．また，空調の音や光が気になるなどと強く訴えることがあり，そのようなケースでは部屋の移動などの環境調整のほか，耳栓やアイマスクをつけることが有効です．さらには，タッチングを極端に嫌う人もいるため，診察やケアの際には常に慎重さが求められます．いずれにしても，医療者はできるだけ感覚を過剰に刺激しないことを念頭に入れ，環境調整や対応を工夫することが大切です．

　体内の自覚的な感覚として，入院中によく問題になるのは痛みです．ASDでは，痛みを過剰かつ執拗に訴えることがあります．その際，医療者は痛みを過大評価してしまい，鎮痛剤の過剰投与につながる可能性があります．また，安易に抗不安薬などを処方してしまうことがないよう，十分注意が必要です．感覚過敏によって心気的な訴えや不定愁訴が目立つこともあるため，症状を評価する際にはあらかじめ留意しておきましょう．

JCOPY 498-22920

4. ADHD とは?

A. ADHD の診断基準と臨床的特徴

　　ADHD（Attention Deficit / Hyperactivity Disorder）は，「注 意 欠如・多動性障害」または「注意欠如・多動症」と和訳されています. DSM-5 による診断基準は図 1-16 の通りで，不注意優勢型，多動衝動優勢型，混合型の 3 つに分類されます.

　　ADHD の中核症状は，①不注意，②多動性，③衝動性の 3 つとされており，それらによって社会生活（家庭，学校，職場など）に支障をきたすことになります.

　　ADHD も，ASD と同じく生来のものであるため，幼少期にはすでにその特徴がみられており，基本的には大人になってから発症するものではありません. ただし，子どもの ADHD では，不注意，多動性，衝動

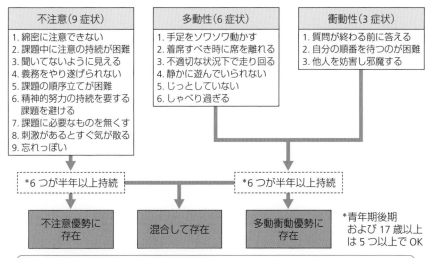

図 1-16　DSM-5 における ADHD の診断基準

（日本精神神経学会（日本語版用語監修). 髙橋三郎，大野　裕，監訳. DSM-5 精神疾患の診断・統計マニュアル. 医学書院；2014. p.58-9 より作成）

表1-5　ADHD でみられる症状と行動

	子ども	大人
不注意	●勉強でケアレスミスが多い ●忘れ物や失くし物が多い ●興味がないと気が散りやすい ●人の話が聞けない	●仕事でケアレスミスが多い ●忘れ物や失くし物が多い ●目の前のことに集中できない ●（逆に）1つのことに集中しすぎてしまう（注意の切りかえが苦手なため） ●約束や〆切が守れない ●時間の管理ができない
多動性	●じっと座っていられない ●過度にしゃべる ●レジャーにおとなしく参加できない	●落ち着きがない ●過度にしゃべる ●貧乏ゆすり
衝動性	●順番が待てない ●欲しいものがあると激しく駄々をこねる ●他人がしていることをさえぎってしまう	●イライラしやすい ●思いつくとすぐに発言・行動してしまう ●衝動買いをする

性のいずれの症状もみられますが，多動性は青年期以降弱まることが知られており，また衝動性についても思いつきや無計画の行動が目立つようになるなど，大人になると違ったエピソードとなって現れます（表1-5）.

　大人の ADHD では，不注意が最も顕著となります. 例えば，「ケアレスミスが多い」「忘れ物や失くし物が多い」「目の前のことに集中できない」「約束や〆切が守れない」「時間の管理ができない」などのエピソードが，日常生活のさまざまな場面でみられるようになります.

　幼少期に ADHD と診断されても，大人になるとその半数余りは診断がつかなくなるとされており，ふだんの生活においては気づかれにくいかもしれません. ただし，入院といったストレスフルな状況下では，ASD と同じように ADHD の特性によってさまざまな問題が生じる可能性があるのです.

B. ADHD に伴う実行機能障害

　ADHD では，実行機能障害や報酬系機能障害などをみとめることが

JCOPY 498-22920

あります [5].

　実行機能とは，「将来の目標を達成するために計画を立て，適切かつ効率的に物事を実行する能力」のことで，①計画の立案（プランニング），②ワーキングメモリ（短時間，頭の中に情報を保持し，それを使う機能のこと），③行動の柔軟性，④反応の抑制，の4つの要素があります．

表 1-6　実行機能の4要素

①計画の立案（プランニング）
②ワーキングメモリ（短時間，頭の中に情報を保持し，それを使う機能）
　　・視覚的ワーキングメモリ（絵，位置情報など）
　　・聴覚的ワーキングメモリ（数，単語，文章など）
③行動の柔軟性
④反応の抑制

※ASD では：①③，
　ADHD では：②④が弱いとされている．

　ADHD でみられる注意障害は，実行機能の中でも特に②と④に大きな影響を及ぼします．ADHD ではワーキングメモリが弱いことが多く，情報入力の際に必須となる「選択性注意」や，情報保持に必要な「注意の持続」が困難となるため，聞いた話の中から必要な情報を取り出すことが難しく，すぐに忘れてしまいがちです（②）．また，「注意の持続」が難しいことによって，不適切な反応を抑えることができなくなる場合があります（④）．ただし，これについては，ADHD でみられる衝動性が関係していることも多いようです．

　なお，これらの具体例については，表 1-7 を参照してください．

C．ADHD に伴う報酬系機能障害

　報酬系とは，欲求が満たされた際に充足感を生み出す脳内回路のことで，腹側線条体などによって報酬を得るための行動が調整されています．ADHD では，この報酬系機能に障害をみとめることがあり，そうなると自身の行動が制御できなくなります．例えば，「①今日すぐに1万円を受け取る（即時報酬）」と「②1か月後に1万5千円を受け取る（遅延報酬）」のいずれかを選択する課題に対して，待つことができずに

表 1-7　ADHD に伴う実行機能障害の例

例)

　岡山市在住である著者が，上司から翌日の東京出張を命じられた．その際，上司から，「プレゼンの資料を準備していくこと」，「後日議事録を作成するためボイスレコーダーを持っていくこと」，そして「会議の参加者へのお土産を買っていくこと」をあわせて指示された．
　①計画の立案（プランニング）
　②ワーキングメモリ
　③行動の柔軟性
　④反応の抑制

＜実行機能をフル活用した例＞

　まず，当日の流れを頭の中で組み立ててみる．東京での会議開始が 17 時．岡山からの交通手段として新幹線と飛行機があるが，飛行機のほうが少し早く着く．そこで，朝の仕事を 10 時に終え，11 時前に空港に着いてお土産を買ってから飛行機に乗り，東京に早めに着いて喫茶店でプレゼンの資料を準備する，という計画を立てた（①）．
　そして翌日．思いのほか朝の仕事が長引いたため，急きょ本数の多い新幹線に変更（③）．パソコンとボイスレコーダーをカバンに入れて職場を出発し，岡山駅に着いてお土産を買って新幹線に乗車（②および③）．東京駅着の予定時刻が 16 時 30 分なので，新幹線の中でプレゼンの資料を作り，なんとか 17 時の会議に間に合った（③および④）．

＜ADHD に伴う実行機能障害の例＞

　当日の流れを頭の中で組み立てるも（① OK），ボイスレコーダーとお土産のことをすっかり忘れてしまう（② NG）．飛行機に間に合わないと判断し，臨機応変に新幹線に変更できたが（③ OK），新幹線の中で資料を作らなければ間に合わないにもかかわらず，たまたまスマホで見つけた新しいゲームに夢中になってしまう（④ NG）．そして，ふと気がつけば東京駅に着いてしまい，結局会議でプレゼンができず，ボイスレコーダーも忘れ，お土産も渡せない事態になってしまう．

　目の前の報酬に飛びついてしまう（①を選択する）傾向がみられるのです．
　治療において，例えば一定の期間たってから効果が出る薬剤であることを先生から聞いたにもかかわらず，薬剤を開始してすぐに「効果が感じられない」と言って他の治療を希望するなどのケースでは，報酬系機能障害が影響している可能性があるかもしれません．医療者としては，患者さんの訴えに応じてただちに薬剤を変更するのではなく，報酬系機能障害が関係していることを念頭に入れて丁寧な説明を繰り返すなど，対応方法を工夫することが必要です．

JCOPY 498-22920

医師

Column

私が大人の発達障害で思っていること
―当事者意識を持った精神科医より

清水　研（がん研究会有明病院腫瘍精神科）

　診断を受けたわけではないが，私自身は自分の中に発達障害の要素をふんだんに感じる．特に不注意や多動性については色濃く，小さいころから忘れ物が多く，机は散らかりっぱなし，小学校の頃は何度か教師の机の横に自分の机が置かれていたことを思いだす．実際に診断を受け，障害の当事者として苦しんでいる人から見ると，私の物言いに違和感があろうことは承知の上で，そのような当事者意識を持ったことから感じたことについて，共有したいと思う．

　小さいころの自分は，周囲から「だらしない」，「真剣味が足りない」，「つめが甘い」と言われる機会が多く，どこか浮いてしまう自分はダメな存在だと思い，劣等感を持っていた．これを ADHD の特性と理解してからは自分を許せるようになり，対策を立て，過度に自責的にならないようにすることができた．しかし，これはほんとうに最近のことで，それまでは自分で自分を憎んでいた．

　発達障害の特性についての理解が乏しかった当時においては，私の特性を「だらしない」として周囲の大人がとらえたことは無理がないと思う．しかし，もし小さいころに，「それは君らしさなんだ．いろんなことに興味を持つ君は素敵だね．ちょっとぐらいミスしても気にしなくていいんだ」と言ってくれる人が奇跡的に傍に居てくれたら，だいぶ前に自分は救われていたのかもしれない．

　なので，発達障害について，「多様性を世の中は受け入れよう」，「個性として理解しよう」という方向性について語られることは素晴らしいことだと感じる．しかし，そのような標語を目にする一方で，むしろ現代は発達障害の特性に対してかなり手厳しいように思う．昭和の時代は様々なハラスメントがあたりまえのように横行していた時代であったが，自閉症スペクトラムの頑固で一途なことや，朴訥なコミュニケーション，浅はかでもなんでもチャレンジしてみることには今より寛容だったと思う．最近は個が尊重される傾向にあるが，KY（空気を読めない）という言葉が一時

期世の中に広がったように，距離感を測れない人や，共感的なやりとりができない人には手厳しい．この手厳しさは，様々な人権侵害をハラスメントとして位置付け，自由を手に入れようと戦っている個が，パーソナルスペースを脅かされることに対する不安から来る反応なのかもしれない．

　いずれこのような過渡期を通り過ぎ，個が尊重されることがより当たり前になって，発達障害の特性についても寛容な時代が来ることを祈っている．直截的な物言いにドキッとすることは当然あるだろうが，「気配りができない人」と冷たい視線を向けるのではなく，「この人はこういう特性を持っているんだ」と尊重されるように．

　当事者意識を持つようになってからは，発達障害の患者への陰性感情に対して憤りを感じるようになり，そこから精神疾患に向けられる陰性感情全体について敏感になった．すると，カンファレンスなどで同僚が患者について描写するときに馬鹿にするひびきを聞き取ったり，さらに自分の行う表現にも同様のものを見出したりするようになった．思索を続けると，精神疾患の病理は社会生活と密接であるために，精神疾患を持つ患者のある種の行動には自然と陰性感情が湧くのではという考えが浮かんだ．ただそう思う一方で，障害に対する社会の偏見や障壁を取り除くのを務めとする医療者の在り方とは矛盾を孕むとも思う．簡単なことではないのだが，時に困惑させられるような患者の行動の背景に思いを巡らせ，理解しようとする工夫を積み重ねられれば良いと思う．

医師

Column

4つの診断を受けた女性
―治療的ではない安易な診断（レッテル貼り）に注意
佐伯吉規（がん研究会有明病院緩和治療科）

　成人の発達障害が実は予想より広く存在することは，筆者の臨床経験でも実感させられる．今まで長い間診療していたのに，どの診断にも当てはまらず悩んでいた患者が，実は発達障害であることに気づいたことで，患

JCOPY 498-22920

者がどのようなことで悩み，そして，どのように問題解決をしたら良いのか，という解がかなりクリアになったという経験は精神医療に携わるスタッフにおいて多いのではなかろうか．一方で，この「発達障害ブーム」が過剰診断に繋がっている問題についても近年識者の間では指摘されているところである．

　いくつかの精神科医療機関を転々としていた女性患者の例を挙げよう．個人のプライバシーを配慮して，その内容についてはかなりの改変があることについてはご容赦願いたい．

　彼女は中学高校の時代はちょっとした友人の発言で「キレて」しまい，安定した人間関係を構築することができなかった．大学に入り，だいぶ感情の制御ができるようにはなったものの，パートナーとの関係は長く続かず，寂しさから他の異性と性的関係を結ぶこともあったようである．その頃から精神科診療所を受診するようになり，「境界性パーソナリティ障害」の診断でパロキセチンなどを投与されていた．大学を卒業して事務職に就くが，仕事の効率についてはかなりムラがあり，気分が高揚し，自宅に帰って与えられた課題を徹夜してまでこなすこともあれば，しばしば「朝になっても体が動かない」と遅刻をし，「何をしようとしても意欲が湧いてこない」と家族に訴えたという．「"うつ"は心の風邪」というコマーシャルを見た周囲の勧めにて，医療機関を変えたところ，次の担当医から告げられた診断名は「双極II型障害（軽い躁状態と抑うつを繰り返す躁うつ病の一型）」．薬剤は炭酸リチウムとオランザピンに変更された．それでも動揺性に出現する意欲の波は改善せず，別の精神科診療所を受診．果たして次の診断は"rapid cycler（気分状態が著しく短い期間で変動する躁うつ病の一型）"であり，炭酸リチウムにさらにカルバマゼピンが追加された．しかしながら，当時彼女には結婚を考えている人がおり，妊娠のことを考え，これら向精神薬をやめたい旨を当時の担当医に訴えたところ，「うつ病相が出現し，自殺の危険性が高まるので，妊娠についてはあまりお勧めできない」と告げられたが，どうしても諦めきれず，当時母校の大学病院の精神科に勤務していた筆者の外来を受診した．彼女の初診時の印象は社交的であり，境界性パーソナリティのような自我の不安定さはあまり感じられず，「意欲の波」はあるものの，何より「気分の波」が明らかでは

なかった．筆者自身，はっきりとした診断がつかず迷ってはいたものの，彼女の希望でとりあえず妊娠中は薬剤を用いず経過をみることとした．すると，本人は「薬をやめても症状は全く変わらないんですよ」と述べ，彼女の診断やその対応がさらにわからなくなってしまった．幸い無事に女児を出産し，しばらくして再び自宅近くの精神科診療所に戻って行った．筆者の方も都内への異動があり，当の患者についてはすでに忘れかけていた．

　ある日，所用があり，母校の精神科外来に赴いたところ，「先生，お久しぶりです」と当の患者から声をかけられた．入院中の知人の見舞いに来たとのことである．現在でも朝が起きられず，娘を幼稚園に送ることができないこともあるが，義父母や実の両親のサポートでなんとか家事，育児は行えているとのことであった．精神科の通院状況について尋ねてみると，突如彼女は思い出したかのように，「先生聞いてくださいよ．私『ADHD だ』って言われて，アトモキセチンをいきなり出されたんですよ！」と苦笑いを浮かべながら答えた．本人自身もインターネットでADHD のことを調べ，若年時の衝動制御の困難さや意欲の変動性，睡眠リズムの不安定さ，何より集中力にムラがあることなどが自分の症状に合致し，納得をしていたようだが，「パロキセチンで吐き気がしてイライラするし，オランザピンは食欲が止まらない．リチウムの時にはしょっちゅう採血されるし，もう薬は懲り懲り．私がもっと生活に困るようならその時には薬を考えます」と述べた．

　精神科領域は明らかな可視化できる診断マーカーに乏しいため，その時の精神科のトピックに引きずられてしまうことが往々にしてある．もしかすると彼女は本当に「ADHD が基盤にあり，若い時には境界性パーソナリティ障害が併存していた」のかもしれない．ただ，その診断が具体的な支援に繋がれば良いが，本ケースのように診断にのみ注視がなされ，結果として投薬だけで済まされてしまう危険性については，自戒の意味も含めて気をつけたいところである．

JCOPY 498-22920

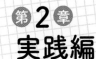
第2章 実践編

井上真一郎

1. 病棟スタッフとしていかにかかわるか

はじめに

　主に大人の患者さんの治療やケアを担う病棟スタッフが，発達障害（ここではASDまたはADHD）の患者さんに適切にアプローチするためには，STEP 1「気づき」，STEP 2「評価」，そしてSTEP 3「対応」という3つのプロセスが重要です（図2-1）.

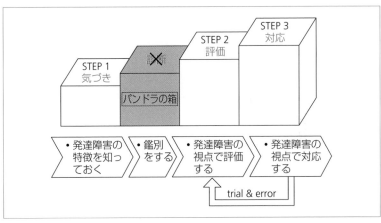

図2-1 「大人の発達障害」かかわり方の3 STEP

A. STEP 1「気づき」

　病棟スタッフにとって，最も望ましいのは，なるべく早いうちに発達障害の存在に気づくことです. そのことによって，早い段階から発達障害を意識したアプローチを行うことが可能となり，円滑な治療やケアにつなげることができます. そのためには，「発達障害にみられやすい言動の特徴」（表2-1, 2-2）について知っておく必要があります.

表 2-1 ASD にみられやすい言動

- 話が長い，一方的，前置きがない，とぶ
- 独り言が多い
- 話がかみあわない
- 何度も同じ質問をくり返す
- 自分の興味のある話ばかりする
- 「どのように」「なぜ」といった説明ができない
- 考えたことをそのまま口にして相手を傷つけてしまう
- 理屈っぽい，難解な言葉，独特の言い回しをする
- 本来の意味と違う言葉を使う
- 独特のイントネーション (抑揚のない不自然な話し方)
- 必要以上に声が大きい，オーバーリアクション
- 会話中の距離が近い
- 言葉を字義通り受け取る，冗談や皮肉を真に受けてしまう
- 口頭指示が入らない，具体的でないと理解されにくい
- 言われたことを場面に応じて理解するのが難しい
- 「あれ」「これ」などの指示代名詞の示すことが理解されにくい
- 普段通りの状況や手順が急に変わると混乱する
- 周囲に配慮せず自分中心の行動をする
- 人の気持ちや意図がわからない

表 2-2 ADHD にみられやすい言動

- 集中して話が聞けない
- よく物をなくす
- 約束が守れない
- 時間の管理ができない
- 落ち着きがない
- いつも部屋にいない
- 過度にしゃべる
- 貧乏ゆすりをする
- イライラしやすい
- 思いつくとすぐに発言・行動してしまう

　ただし，このような言動は発達障害でなくてもみられることがあるため，早いうちに発達障害の存在に気づくことは思いのほか難しいかもしれません．そこで，「発達障害にみられやすいエピソード例」（表 2-3）についても知っておき，実際に病棟スタッフが患者さんの対応で困った

表2-3　発達障害にみられやすいエピソード例

- 指示や説明が通らない
- クレームが多く攻撃性が強い
- 急にパニックになって混乱する
- 感覚(痛みや音など)に過敏
- 話が長くて脱線する
- 病状の深刻さが伝わらない
- 病棟のルールが守れない

際，そのエピソードを発達障害の文脈で眺めてみて，発達障害の可能性があればそれを考慮して対応する，というプロセスが現実的かもしれません．表2-3に挙げた7つのエピソードについては，第3章の座談会で各々テーマとして扱い，その評価や対応方法などについてさまざまな角度から深めてみました．ぜひご一読ください．

　なお，この「気づき」については，やや過剰なくらいに拾い上げてもよいかと思います．この後説明するように，大前提として「診断する」というプロセス自体を行わないため，過剰診断につながる恐れはありません．あくまでも，病棟スタッフとして，適切な対応につなげるための最初の「気づき」であり，やや広めにピックアップしたとしても決して患者さんのデメリットにはならないため，少しでも発達障害の可能性があると考えられる場合は，むしろ積極的に次のSTEP 2に進みましょう．

B．診断はつけない（図2-2）

　一連のプロセスの中で，最も大切なことの一つは，診断をつけようとしないことです．診断がつくかつかないかはあえてハッキリさせず，ブラックボックスのままで構いません．

　身体疾患の検査や治療のために入院した患者さんは，そもそも本人が発達障害についての診察を希望していません．したがって，決して余計な介入をするべきではなく，幼少期のエピソードの細かい聞き取りや家族への詳細な聴取，心理検査なども，原則として不要です．診断をつけることは，医療スタッフの誤解や偏見，そして不適切な対応につながる可能性があり，また診断名が本人に伝わることで本人にとって受け入れがたい大きなショックとなるかもしれません（表2-4）．つまり，診断をつけることは，言わば「パンドラの箱」を開けることになるかもしれ

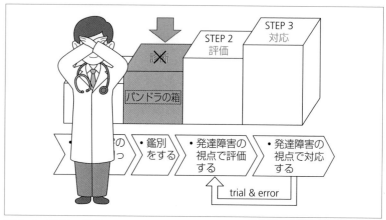

図 2-2　診断は絶対につけない

表 2-4　大人で発達障害の診断をつけることによるメリットとデメリット

	自ら発達障害外来を受診した場合	身体治療などで入院している場合
メリット	• 生きづらさに対する自己理解につながる • 公的な支援を受けることができる	• 医療スタッフの理解や適切な対応につながる可能性がある
デメリット	• 診断名を盾にして他罰傾向が強くなる可能性がある	• 医療スタッフの誤解や偏見につながる可能性がある • 診断を受け入れがたい人にとっては大きなショックや混乱につながる

ないのです.

　もちろん,診断をつけることで医療スタッフの理解や適切な対応につながる場合もありますが,逆に安易なレッテル貼りが行われ,医療者どうしの会話やカルテ記載などを通して診断名が一人歩きをしてしまい,誤解や偏見がどんどん拡がっていく可能性は否定できません (図2-3).そして,病棟スタッフはすべての責任を患者さんに転嫁してしまって自らの対応を見直そうとしなくなったり,さらにはマニュアル的な対応に終始して個別性を全く考慮しなくなったりするかもしれません.

　「診断」ではなく,あくまでも「支援」という視点が大切です.診断をつけなくても支援を行うことは十分可能であるため,診断をつけようとしないことの重要性を,ここでは強調しておきたいと思います.

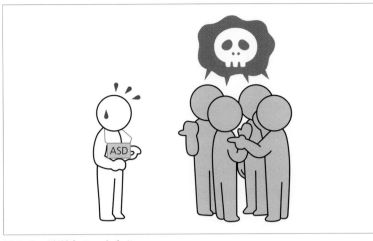

図 2-3　診断名の一人歩き

心理師

Column

診断名にとらわれない発達特性のアセスメント

平井　啓（大阪大学大学院人間科学研究科）

　私は，現在，地域がん診療連携拠点病院に非常勤の公認心理師として，緩和ケア病棟，認知症ケアチーム，職員のメンタルヘルスの相談業務に従事している．いずれの現場においても「大人の発達障害」を想定した対応を常に心がけている．

　以下に私が認知症ケアチームで経験した事例を1つ紹介する．看護師に，導尿のためしきりに尿の蓄積量を測るように要求していた高齢の患者がいた．病棟スタッフは，認知症に関連した問題があることを想定し，認知症ケアチームに依頼してきた．事前のカンファレンスで，困った場面が特定されることや要求が具体的であることなどから，認知症の問題よりも「こだわり」の問題ではないかとアセスメントし，実際に患者を訪問し「こだわり」が問題の主要因であることが確認できた．そこで「もともとこだわりの強い人であるため，泌尿器科でできる対応を増やしつつ，患者に別のこだわれるもの，例えば，体温を決まった時間に測り，それを尿の量と共にノートに付けるようにする，といったことを新たに追加して取り組ん

でもらったらどうか」と担当看護師に提案した．その後，この患者の尿量の確認の要求は減ったとのことであった．ここでは，患者の「こだわり」という特性が問題行動を増強しているとアセスメントし，複数のこだわりポイントを作り注意を分散させることで，問題行動が減るという仮説をたてることで問題解決に至ったのである．

このような支援をする際に，心がけていることは，これらの相談業務・コンサルテーション業務において，「発達障害」という言葉や，自閉症スペクトラム障害（ASD），注意欠陥・多動性障害（ADHD）という診断名は使わないようにするということである．なぜなら，診断名によってその特性を正常か異常かという障害として分類してしまい，障害という枠組みなしで当人と関わることができなくなってしまうという危険性があったり，発達障害を持つ者としての役割を彼らに強いることに繋がったりして，当人を混乱させ，さらなる事態の深刻化に繋がる二次障害を引き起こしかねないのである [1]．

そのため，私自身の実践では，「発達障害」というラベリングは極力用いず，問題となる特性だけを扱うようにしている．例えば，職員カウンセリングにおいては，一定の特性を持った人が業務不適応のハイリスクになりやすく，それが「不注意傾向」であった場合は，「普通の人よりも不注意傾向が強いので，忘れ物をしやすい．だからメモを取る習慣をもっと身につけて，忘れ物をへらすようにしましょう」というような言い方で，直接本人に，問題となっている特性とその状況それに対する対処法を提示している．

しかし，一方で，「発達障害」のラベリングが治療的に作用する場合もある．「診断してもらって安心した」というように診断名をつけることで，当人が自責感を抱かずに済みやすくなり，周りも特性について理解し配慮するため両者が過ごしやすくなりやすい [1]．また，薬物療法により，集中力や気力が増して安定した生活を送れたり，頑張ろうとする姿勢が強くなったりする場合もあるため，深刻化しやすい二次障害としての精神障害の合併を防ぐことにも繋がるのである [2]．

上記のように，それぞれ異なる特性を持つと言われる発達障害は，個々によって適した対応が異なる．そのため，診断名に関わらず，まずはどの

JCOPY 498-22920

ような現場においても，対象者は，どのような状況で，どんな行動をしたときに，どのような問題を抱えているかという機能分析の視点を用いてアセスメントし，そこに対象者のどのような発達的特性がそこに影響しているかを注意深く観察，情報収集することが最も重要なアプローチであると考えている．

文献
1) 川　英友．改めて『発達障害』概念を問い直す．社会臨床雑誌．2018; 26 (1): 35-80.
2) 齋藤万比古．発達障害の成人期について．心身医学．2009; 50 (4): 277-84.

医師

Column

発達障害診療における「私なり」の心構え

酒井清裕（近畿大学病院がんセンター 緩和ケアセンター/
近畿大学医学部内科学教室心療内科部門）

簡単な自己紹介

　私は，心身症の病態などを専門に扱う，内科に軸足をおいた心療内科医でもあり，がん患者への緩和医療を提供する緩和ケア医でもあります．現在の主な仕事は，大学病院の緩和ケアチームの「身体専従医（身体症状を診療する専門医師）」です．

　日常臨床では，悪性疾患の患者さんの診療にたずさわる機会が多いのですが，時折「発達障害」が疑われる患者さんがいます．そういった方と接するにあたり「注意している点」があるため，皆様にお伝えしたいと思います．ただ，私は発達障害の大家でもなんでもありませんので，その点はご容赦ください．

私が注意していること

　「私なり」の発達障害の患者さんへの接し方の注意点は，「自分自身がマイナスの先入観を持たないようにすること」と「疑われる診断名を不必要に周囲の医療者に伝播させないこと」です．言い換えると，発達障害の患者さんの「（無理のない範囲での）良いとこ探し」と「仲間への適切な紹介」

です.

　何らかの発達障害の病名がつくということは，その時点から自分にも周囲にも「患者さんに対するラベリング（レッテル貼り）」が始まってしまうこともあります．また，個々人の特性が定型発達圏・発達障害圏のいずれに入るのかを明確に判断することは容易ではありません．病名にこだわりすぎず，双方とも，「自己理解と周囲からの適切な理解と支援があることが望ましい」点を理解することが大事だと思います.

　私は，発達障害の診療を専門にしているわけではありませんが，周囲の医療者からすれば，「心療内科医」であり，多くの人にとっては，発達障害に関しても専門家のように見えてしまう存在です．だからこそ，自身の発言には気をつけています．私が患者さんのことを「AD/HD（Attention-Deficit/Hyperactivity Disorder: 注意欠如・多動性障害）かもしれない……」というと，周囲の人はその患者さんを「ADHDだ」と思ってしまいます．そうなると，各々の医療者が，患者さんを自分自身のADHDのイメージに当てはめる作業が開始されてしまいます．そうすることで，コミュニケーションを阻害してしまう結果になったこともあります．ASD（Autism Spectrum Disorder: 自閉症スペクトラム障害）の患者さんにおいても同じことをしてしまったことがあります.

　発達障害に限ったことではなく，診断とは，治療に活かされるために行われるのが望ましく，ただただ診断基準を満たして，病名をつけることが，正しいわけではないと思います．発達障害の診断がつくことにより，患者さんの特性の把握や対応が，患者さん・医療者双方にとって，より適切になるなら，診断をつけるのがよい場合もあると思います．しかし，そうならないのであれば，患者さんをいたずらに不安にさせて終わりになるだけかもしれません．診断された後の対応・治療のことを考えて診断がなされるのがよいと思います.

　発達障害の患者さんのサポートは，一人では大変な時もあるかもしれませんので，多くの人で支える，という視点もあわせて持つことが大切だとも思います．無理に患者さんの特性に合わせるばかりでなく，時に医療者としての限界設定を設けるため，医療者間でのカンファレンスを行うのもよいかもしれません．その際には，「やっかいな患者」という認識を持た

ないよう，配慮のある情報共有を心がけるのがよいのではないか……と考えています．

医療者も成長できるチャンスとするために……

- ADHD の人は注意のアンバランスはありますが，集中力がないわけではありません．興味のあることにはすさまじい集中力を発揮します．
- ASD の人がみなさん，相手の感情や雰囲気がわからないわけではありません．ただ，どうやってふるまったらいいのかがわからないだけ，という人もいらっしゃいます．

ADHD も ASD も，各々でそれぞれ適切な対応は異なると思います．より個別の配慮が必要な分，コミュニケーションや対応に時間と労力を要する場合は多くあるでしょうが，適切な対応方法を身につけたときには，きっとその人は，一回り「優しく，配慮のある」人間になっていると思います．そうした成長を医療者が遂げたうえで，ADHD や ASD の方の特性が，「個性」や「長所」として広く多くの人に映り，その特性が活かされる未来になれば……と思います．

C. 鑑別について

すでに説明したように，そもそも身体疾患の検査や治療目的で入院した患者さんの場合，発達障害の可能性があってもその診断をつける必要はありません．ただし，他の精神疾患との鑑別については，少しだけ知識を持っておきましょう．

鑑別には，①発達障害のように見えるが，実は他の精神疾患である場合，②発達障害に加えて他の精神疾患や発達障害を合併している場合，の2つのパターンがあります．順に解説しますが，鑑別の大きなポイントは，その症状が出現した時期を確認することです．発達障害は生来のものであるため，症状は幼少期から続いていますが，もし他の精神疾患であれば，どこかに発症起点が存在することになります．

では，それぞれのパターンごとに分けて解説します．

■発達障害のように見えるが，実は他の精神疾患である場合

① ASD に見えるが，他の精神疾患の場合

　ASD では，さまざまな症状がみられるだけでなく，患者さんによってどのような症状が目立つかが異なります．したがって，同じ症状がみられる他の精神疾患と間違えられやすいため，鑑別が求められます．

　鑑別疾患として，表 2-5 のような精神疾患が挙げられます．例えば，話が長く一方的である場合，ASD ではなく，せん妄や躁うつ病（躁状態）などの可能性も考えられます．また，特定のことへのこだわりが強いケースでは，せん妄や強迫神経症などを考慮する必要があります．

　これらを正確に鑑別するためには，精神疾患に関する十分な知識がないと難しいことがほとんどです．そのため，鑑別が困難と考えられる場合には，精神科医へのコンサルトを行うようにしましょう．

② ADHD に見えるが，他の精神疾患の場合

　ADHD でも，ASD と同じくさまざまな症状がみられるだけでなく，患者さんによってどのような症状が目立つかが異なります．したがって，同じ症状がみられる他の精神疾患と間違えられやすいため，鑑別が求められます．

　鑑別疾患として，表 2-6 のような精神疾患が挙げられます．例えば，不注意傾向が顕著にみられる場合，ADHD ではなく，せん妄やうつ病，躁うつ病（躁状態），不安障害，不眠症などの可能性も考えられます．また，衝動的な行動がみられるケースでは，せん妄や躁うつ病（躁状態），パーソナリティ障害などを考慮する必要があります．そして，や

表 2-5　ASD でみられる症状と鑑別が必要な精神疾患

ASD でみられる症状の例	鑑別が必要な精神疾患
話が長い，一方的	せん妄，躁うつ病（躁状態）など
こだわり	せん妄，認知症，不安障害，強迫神経症など
理解力が悪い	せん妄，認知症，うつ病など
現実離れした考え（妄想）	せん妄，認知症，統合失調症など
気分の落ち込み	せん妄，うつ病，適応障害など
不安	せん妄，うつ病，適応障害，不安障害など
衝動的な行動	せん妄，躁うつ病（躁状態），パーソナリティ障害など
感覚過敏	せん妄，身体症状症など

JCOPY 498-22920

表 2-6　ADHD でみられる症状と鑑別が必要な精神疾患

ADHD でみられる症状	鑑別が必要な精神疾患
不注意	せん妄，うつ病，躁うつ病（躁状態），不安障害，不眠症など
話が長い，一方的	せん妄，躁うつ病（躁状態）など
落ち着きのなさ	せん妄，うつ病，躁うつ病（躁状態），不安障害など
衝動的な行動	せん妄，躁うつ病（躁状態），パーソナリティ障害など

はり鑑別が困難な場合は精神科医へのコンサルトを行いましょう.

③せん妄との鑑別

　入院中の患者さんにおいて，特に発達障害と紛らわしい病態の一つに，せん妄があります. 表 2-5 および表 2-6 からもわかるように，せん妄では ASD や ADHD と同じような症状がみられるため，臨床現場では鑑別診断の筆頭にせん妄を挙げる必要があります. せん妄は，原因に対する治療（身体治療など）を行うことで改善する可能性があり，早期介入が効果的であることから，決して見逃しは許されません. そのため，医療者は，最低限せん妄については鑑別できるようにしておく必要があります.

　発達障害とせん妄を鑑別するには，見当識障害の有無のほか，注意障害の評価が特に有用です. 注意力の評価では，「100 から 7 を順番に 5 回引いてください」という質問（Serial 7）を行います. ADHD でも注意障害（不注意）はみられますが，せん妄と異なるのは，ADHD の場合，一定の時間，特定の対象に注意を向け続けることが難しいものの，短時間であれば集中することは十分可能です. それに対して，せん妄では，覚醒度の低下によってたとえ短時間であっても集中すること自体が難しくなり，この質問に誤答することがほとんどです. 見当識障害や注意障害の具体的な評価方法や流れについて，図 2-4 に示しておきます. ぜひ参考にしてください.

■発達障害に加えて，他の精神疾患や発達障害を合併している場合

① ASD や ADHD に他の精神疾患を合併している場合

　ASD や ADHD は，精神疾患と言うよりも，その人に生来みられる

「身体がしんどいと，頭がぼんやりして，日にちや場所がわからなくなったりするのでみなさんにいくつかお尋ねしているのですが，よろしいですか？」

【解説】いきなり見当識を確認すると，「自分はボケているわけではない！」などと怒ったり，自尊心が傷つけられたと感じることがある．そこで，まず身体疾患の治療中にはぼんやりする場合がよくあることを説明し，全ての人に尋ねている質問であること（おかしくなったと思って個人的に尋ねているわけではない）を伝える．ただし，丁寧に聴いてもはぐらかしたり怒り出す場合，それ以上質問する必要はなく，せん妄の可能性を考えるようにする．

「今日が何月何日か，すぐに出てきますか？」

【解説】自尊心を傷つけないようにするため，「すぐに」という言葉を入れることで，「思い出すスピードを確認したいのであって，きちんと言えるとは思っている」というニュアンスで伝わる．

―――ここで見当識を誤答すれば，評価は終了でも OK
見当識が正答であれば，次の評価にうつる
「では，もうひとつお尋ねしますね．
100 から 7 を，順番に，5 回，引いてみてください」

【解説】せん妄の患者はぼんやりしているため，「何を引くのでしたっけ？」などと聞いてくることがある．その際，「7 ですよ」と教えたくなるが，「それも思い出しながら計算をしてください」と返すようにする．前の答えが何だったか，何を引くのだったか，それら複数のことを頭に浮かべながら計算ができるかどうかが注意力の評価に必要である．

「急に言われると難しいですよね．先ほどお話ししたように，身体がしんどいと頭がぼんやりするので，ふだんのようにスムーズに考えることができなくなるんです．でも，認知症では決してありませんし，身体がよくなれば頭がぼんやりするのもなおりますから，決して心配しないでくださいね」

【解説】日にちがわからなくなったり簡単な計算ができないことに直面化し，不安やショックを感じる患者は多い．医療者としては，一方的に質問してそれで終わりにするのではなく，患者が抱く感情に配慮し，安心できるような言葉をかけることも忘れないようにしたい．

図 2-4　せん妄と発達障害の鑑別のための質問のしかたとそのポイント
(井上真一郎. せん妄診療実践マニュアル. 羊土社; 2019. p.82-3[6] より)

ものですので，うつ病や不安障害，強迫神経症などの一般的な精神疾患とは別カテゴリーに属すると考えられます．したがって，ASD やADHD では，ありとあらゆる精神疾患を合併する可能性があります．中でも，気分障害（うつ病／躁うつ病）や不安障害，強迫神経症，適応

JCOPY 498-22920

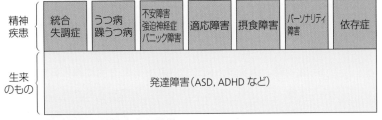

| | 精神疾患 | 統合失調症 | うつ病躁うつ病 | 不安障害強迫神経症パニック障害 | 適応障害 | 摂食障害 | パーソナリティ障害 | 依存症 |

図 2-5　発達障害と精神疾患の関係

障害，摂食障害，パーソナリティ障害，依存症などがみられます（図2-5）.

　また，ASD の特性として，環境の変化やストレスに脆弱であることから，それが原因となって適応障害（不安や抑うつ気分など）をきたしやすいことが知られています．したがって，ASD の人が入院すると適応障害がよくみられるため，十分注意が必要です．

　なお，ASD や ADHD に加えて，他の精神疾患を合併している可能性が考えられる場合，精神科医へのコンサルトを行います．ただし，ASD や ADHD があれば，その特性を考慮した対応を行うことが大切なのであって，そのことは他の精神疾患を合併しているかどうかによって大きく変わることはありません．

② ASD と ADHD が合併している場合

　ASD と ADHD の合併は比較的多いとされており，ASD の43%に ADHD を，逆に ADHD の42%に ASD を合併しているという報告があります[7, 8]．したがって，ASD または ADHD のいずれかに気づいた場合には，もう一方が合併している可能性を考慮に入れる必要があると言えます．ただし，すでに繰り返し述べたように，入院患者に発達障害を疑った場合，厳密な診断が求められるのではなく，その特性を対応に活かすことが大切です．そのため，ASD と ADHD が合併しているかどうかにこだわりすぎず，むしろ合併していると広くとらえて対応を考えることが有用です．

D．STEP 2「評価」

　言動や対応に困るエピソードなどから発達障害の可能性に気づいたら，次に行うことは，その患者さんの特性（この場合，苦手な面）を評

価し（STEP 2），それをいかに補うかという視点で対応すること（STEP 3）です．この場合，評価した内容に基づいた対応を試みることになるため，STEP 2 と STEP 3 は直結するものと考えてください．

評価の際，まずは入院中のエピソードを発達障害の文脈で眺めるようにします．そして，対応に困ったエピソードだけでなく，入院中にみられたそのほかのエピソードも含めて，発達障害の文脈でカテゴライズしてみましょう（図 2-6）．

第1章で説明したように，ASD は①想像力，②こだわり，③感覚，ADHD は①不注意，②多動性，③衝動性と，いずれも3つずつのカテゴリーに分けられます（表 2-7 および表 2-8）．そこで，入院中のエピソードがどのカテゴリーに属するかを分類することによって，患者さんの特性が浮き彫りになってきます．このように，各エピソードを特性ごとに整理し，その背景を考えて適切な対応を検討する，というプロセスが重要です．

なお，病棟スタッフは，各人が別々の情報を持っていることがあります．そこで，それぞれがどのようなことで困ったのかについてテーブルに全て並べて共有し，一つ一つ丁寧に評価することが有用です．

評価の際，特に意識しておきたいのは，「眺めてみる」という感覚です．ここで，「眺めてみる」と表現したのは，「患者さんから少し距離を置いて，客観的に見てみる」ことを強調したいためです．医療者は，対応に困ることが続くと患者さんのネガティブな面ばかり目についてしま

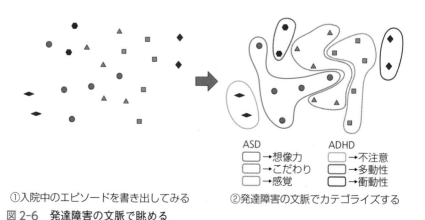

①入院中のエピソードを書き出してみる　②発達障害の文脈でカテゴライズする

図 2-6　発達障害の文脈で眺める

JCOPY 498-22920

表 2-7　ASD においてコミュニケーションを難しくしている 3 つの特徴と
　　　　エピソード（前出）

特徴	具体的なエピソード
①想像力	説明が理解できない
	聴いたことが頭に入りにくい
	場の空気が読めない
	言葉を字義通りうけとってしまう
	暗黙の了解がわからない
	「あれ」「これ」の指示代名詞がわからない
	「適当に」などの加減がわからない
	見通しをつけるのが苦手
	急な予定変更でパニックになる
	一方的に延々と話をする
②こだわり	自分の考え方ややり方に固執する
	独特の言い回しをする
	民間療法に固執する
	クレームが多い
	臨機応変な対応ができない
	優先順位をつけることが苦手
③感覚	音に対して過剰に反応する
	痛みを過剰・執拗に訴える
	タッチングを極端に嫌う
	偏食が強い

表 2-8　ADHD でみられやすい言動

特徴	具体的なエピソード
①不注意	仕事でケアレスミスが多い
	忘れ物や失くし物が多い
	目の前のことに集中できない
	（逆に）1 つのことに集中しすぎてしまう
	約束や〆切が守れない
	時間の管理ができない
②多動性	落ち着きがない
	過度にしゃべる
	貧乏ゆすり
③衝動性	イライラしやすい
	思いつくとすぐに発言・行動してしまう
	衝動買いをする

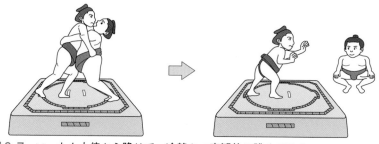

図 2-7 いったん土俵から降りて，冷静かつ客観的に眺めてみる

い，つい感情的になって視界が狭くなってしまいます．そこで，図 2-7 のように，四つ相撲を続けるのではなく，いったん土俵から降りてみましょう．そして，患者さんの言動について，土俵の外から距離を置き，冷静かつ客観的に発達障害の文脈で眺めてみることで，適切な評価が見えてくる可能性があります．

　「二次障害」という言葉をご存知でしょうか？　二次障害とは，もともと何らかの問題があり，それが引き金となって別の障害がみられることです．例えば ASD では，想像力の障害やこだわり，感覚の偏りなどの発達特性があり，それによって環境の変化や周囲の対応にうまく適応できなくなった結果，心理・行動面においてさまざまな問題がみられるようになります．これは，アルツハイマー型認知症における，中核症状と BPSD（Behavioral and Psychological Symptoms of Dementia: 行動・心理症状）の関係によく似ています（図 2-8）．BPSD には，本人を取り巻く環境や人間関係が大きく影響しているため，周りの人が環境を整えたり，対応内容を工夫したりすることによって，BPSD を防いだり，軽減したりすることが可能となります．このことは，ASD やADHD においても同様と考えられます．

　では，アルツハイマー型認知症の患者さんに BPSD がみられた場合，具体的にどのように対応すればよいでしょうか？　適切な対応を行うためには，何がきっかけでその BPSD が起こっているかについて探ることが必要です．つまり，「徘徊」という BPSD に対してやみくもに身体拘束を行ったり，鎮静効果の強い抗精神病薬を投与したりといった対症療法を行うのではなく，なぜ徘徊しているのかというその理由を考えることです．例えば「認知機能障害のために尿意や痛みをうまく訴えられ

JCOPY 498-22920

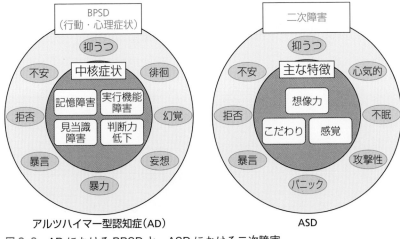

図 2-8　AD における BPSD と，ASD における二次障害

ないのかもしれない」「見当識障害があって場所がわからなくなっているのだろうか」など，可能性があるものを複数挙げてみます．そして，その中で経過や状況などから最も可能性が高いものを想定し，それに対する対応を行い，結果として徘徊がどうなったかについて再検討します（図 2-9）．

　発達障害についても，これと同じプロセスを踏むことが大切です．対応に困る患者さんの言動には，必ず何らかの背景や理由があるはずです．患者さんがそれを教えてくれると良いのですが，実際には難しいこ

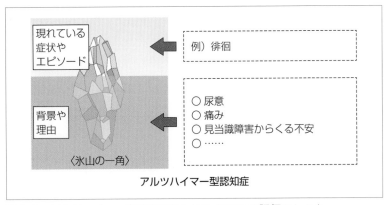

図 2-9　アルツハイマー型認知症における BPSD の評価のしかた

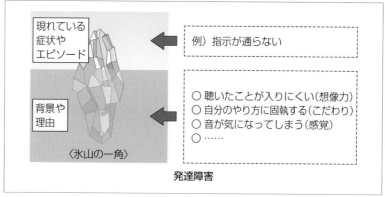

図 2-10　ASD における二次障害の評価のしかた

とが多いため，医療者が複数で，できれば多職種で想像力を働かせながら話し合う必要があります．そして，そのエピソードが本人のどの特性からくるものかを考えて，対応を工夫するようにします（図 2-10）．

E. STEP 3「対応」

STEP 2 で患者さんの特性を評価した上で，対応を工夫することになります．効果的な対応を行うためのポイントは，①発達障害全般に有効とされる対応と②その人に有効と考えられる対応の 2 つを組み合わせることです．

発達障害のうち，特に ASD 全般に有効とされるアプローチ内容について，表 2-9 にまとめてみました．ただしよく見ると，いずれも決して特別なものではありません．つまり，医療者がふだんやっている対応を，「ふだんよりもさらに丁寧に」という意識で行うことです．実際の臨床現場では，医療者は無意識に「当たり前のことだから」と思ってついあいまいな表現をしてしまったり，指示語を多用したり，説明を省略したりすることが多いように思います．ASD の患者さんに対しては，「このくらいのことは言わなくてもわかるだろう」という考えをきっぱり捨てることができるかどうかがポイントです．

なお，表 2-9 において，左側と右側とで意味する内容はほぼ同じです．ただし，右側のように「～しない」という否定文だけで理解してしまうと，無意識ではあっても，それが患者さんへの陰性感情につながるように思います．そこで，患者さんへの見方がポジティブになるよう

表 2-9　ASD 全般に有効とされる対応の工夫

A〈肯定表現〉		B〈否定表現〉
• 具体的な言い方を心がける（5W1H を意識して伝える）		• あいまいな言い方や代名詞の多用をしない
• 当然と思われることも丁寧に説明する		• 当然と思われることも省略しない
• 繰り返し説明する		• 一回の説明で済ませようとしない
• 短い文を心がける	＝	• 長い文を用いない
• 必要に応じて紙に書く		• 口頭ですべて伝えようとしない
• 誠実に接する		• 皮肉や冗談を言わない
• 見通しは正確に伝える		• 不確定なことを言わない
• 必要に応じて選択肢を提示する		• オープンクエスチョンを多用しない
• 静かな場所を設定する		• 音を立てない

☞こちらを意識しましょう！！

に，左側のような「肯定表現」で理解しておくことをオススメします．

コミュニケーションの実例として，表 2-10 および 2-11 に，「悪い例」と「良い例」の 2 通りを挙げてみました．このように，対応を工夫することで患者さんとのやりとりがスムーズとなり，二次障害を防ぐことにつながります．

中でも，質問の切り出し方は実は大変重要です．例を挙げると，「話は変わるのですが」という前置きをすることで患者さんの頭が切り替わり，質問の内容が頭に入りやすくなることがあります．また，「●●についての話ですが，今からお伝えしたいことが 3 つあります」といった事前予告も効果的です．

そのほか，オープンクエスチョンで「どのようなことが気がかりですか？」と尋ねても，患者さんはなかなかイメージしにくいことがあります．そこで，「気がかりはありますか？　例えば A のこと，B のこと，C のこと，それ以外」のように，具体的に選択肢を挙げて尋ねるのも良いかもしれません．

また，医療者-患者間のコミュニケーションにおいて，医療者が患者さんの訴えを共感的に傾聴することは大変重要です．ただし，ASD の患者さんの場合，ただ聴いているだけではこちらの気持ちが伝わっていないことがあります．したがって，わかりやすいように（やや大げさに）相づちを打ち，「○○という状況で，つらいと感じたのですね」と一つ

表 2-10　コミュニケーションの悪い例と良い例①

＜悪い例＞

（医師）

　昨日のあの検査（指示代名詞）ですが，肝機能のほうが少し（あいまいな言い方）気になったのですが，おそらく（あいまいな言い方）薬の影響とおもいますし，さしあたり（あいまいな言い方）様子をみていこうと思います（文が長い）．ナトリウムのほうは少し低いみたい（あいまいな言い方）なので点滴をしてみてもいいかなと思うのですが（不確定），そうなると週末まで点滴をすることになってしまいます．どうしますか？（オープンクエスチョン）

＜良い例＞

（医師）

昨日行った血液検査について，2 つお伝えしたいことがあります．

● 最初に，端的に話の主旨を伝える．事前予告．

ここに検査値の一覧表があるので，これに沿って説明します．

● 視覚情報を用いる．

まず 1 つめは，肝機能を示す値が正常値より少し高いことです．

● 「少し高い」→「正常値より少し高い」

ただし，今飲んでいる薬の影響と考えられるので，今の時点では心配はありません．念のため，来週月曜日にもう一度血液検査で確認してみたいと思います．

● 具体的な言い方を心がける

ここまで，よろしいでしょうか？

● こまめに理解度を確認する

2 つめは，ナトリウムの値が正常値より少し低くなっていることです．

これも，手術に伴うものと考えられ，心配には及びません．

ただ，食事が 8 割以上食べられるようになるまで，今日から点滴をしたいと思います．

● 見通しを明確に伝える

こちらも，よろしいでしょうか？

● こまめに理解度を確認する

　ただ，そうなると，週末予定されていた外泊をやめて病院にいるか，または 1 日だけ外出するかといういずれかの選択になると思いますが，いかがでしょうか？

● 具体的な選択肢を伝え，その中から選んでもらう

　一つ丁寧に言葉にして伝えるなど，お互いの認識や方向性がズレていないかを確認しながら話を進めていく必要があります．お互いの認識を合わせるために，患者さんが使う「ワード」に揃えることも有用です．例えば，「倦怠感が強くて……」と訴える患者さんに対して，「からだがだるいのですね」と返すと，「いや，だるいというか，倦怠感なんです」

表 2-11　コミュニケーションの悪い例と良い例②

＜悪い例＞

（看護師）眠れましたか？（あいまいな尋ね方）

（患者）　はい（字義通り答えてしまう）

（看護師）痛みはどうですか？（あいまいな尋ね方）

（患者）　えっ？　痛みですか？　あります．
　　　　　（やや混乱し，字義通り答えてしまう）

（看護師）痛み止め，使ってくださいね．（あいまいな言い方）

（患者）　でも，先生には薬は使わないほうがいいと言われたので，我慢してるん
　　　　　ですよ．（極端な受けとり方）

（看護師）そうですか．じゃあ，また先生とよく相談してください．
　　　　　（あいまいな言い方）

（患者）　使っていいのか，使ってダメなのか，結局どっちなんですか（怒）？

＜良い例＞

（看護師）昨夜はいつもと比べて眠れましたか？

・「いつもと比べて」とわかりやすく尋ねる

（患者）　いつもよりは眠れなかったです．

（看護師）例えば，痛みで眠れなかったのではないですか？

（患者）　そうなんです．

（看護師）そうでしたか．全然痛みがないのを 0，治療を始める前の痛みを 10 と
　　　　　したら，どれくらいの痛みでしたか？

・NRS などを使ってわかりやすく尋ねる

（患者）　そうですね．8 くらいでしょうか．

（看護師）痛み止めの使い方について，先生からはどのように言われていますか？

・独特の理解の仕方をしている場合もあるので，まずは本人の解釈を確認する

（患者）　先生には薬は使わないほうがいいと言われたんです．

（看護師）そうですか．もう少し具体的に，どのような時に使うのがよいのかがわ
　　　　　かったほうがいいですよね．

（患者）　そうですね．

（看護師）では，私から先生に伝えておくので，痛み止めをどのような時に使うの
　　　　　がよいのか，よく相談してください．

・丁寧かつ明確に伝える

（患者）　わかりました．

と言われたとします．医療者としては「倦怠感」と「だるさ」はほぼ同
義と考えますが，患者さんにとっては微妙に違うニュアンスなのかもし
れません．そのようなケースでは，患者さんの「倦怠感」というワード
を医療者が意識して使うことで，コミュニケーションがスムーズになる
ことがあります．

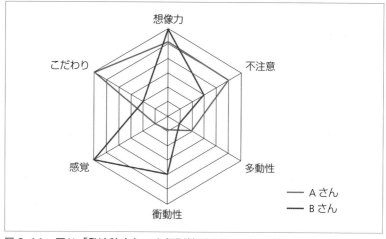

想像力

不注意

こだわり

多動性

感覚

衝動性

—— Aさん
—— Bさん

図 2-11　同じ「発達障害」でも個別性がある

　次に，その人に固有にみられる発達障害の特性を評価し，その人に有効と考えられる対応を行うことも重要です．図 2-11 のように，同じ発達障害でも，何が得意で何が苦手かは人によって大きく異なります．そこで，個別性に十分配慮し，「本人の苦手な部分を，どのような方法で支援するか」という視点で対応を考えることが大切です．

　図 2-12 のように，例えば「指示がうまく通らない」というケースでは，そのエピソードを発達障害の文脈で眺め，ASD における「想像力」の問題とカテゴライズし，「聴いたことが頭に入りにくいのではないだろうか？」と評価をします．そこで，伝えたいことはできるだけ紙に書くなど積極的に視覚情報を使い，また長い文章は伝わりにくい可能性があるためショートセンテンスを心がけるような工夫を行いました．そして，患者さんが混乱することのないよう，病棟スタッフ内で対応内容を統一した結果，患者さんとコミュニケーションがとりやすくなった，というのが成功例です．

　ただし，いかに対応を工夫しても，いつもうまくいくとは限りません．このケースで，もしもうまくいかない場合，今度はこだわりの問題があるのかもしれないと評価しなおし，病棟のルールと本人のこだわりとの落としどころを検討するのも一つです．このように，適切と考えた対応をやってみて，もしうまくいかなければ再評価した上で対応内容を

JCOPY 498-22920

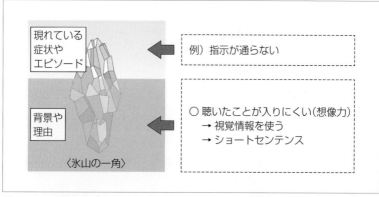

現れている
症状や
エピソード

例）指示が通らない

背景や
理由

○ 聴いたことが入りにくい(想像力)
　→ 視覚情報を使う
　→ ショートセンテンス

〈氷山の一角〉

図 2-12 「指示が通らない」というエピソードの評価と対応

もう一度検討し，そしてそれを実行してみる，というプロセス（trial
& error）が大切です．

　ADHD についても，ASD と同様に個別性に十分配慮し，「本人の苦
手な部分を，どのような方法で支援するか」という視点で対応を考える
ことが大切です．具体的な対応例は，表 2-12 の通りです．

　そのほか，発達障害の患者さんへのかかわり方のポイントは，「構造
化」という概念です．構造化とは，患者さんが理解しやすい環境の設定
や対応の工夫を行うことです．入院すると患者さんには多くの情報が入
ることになりますが，それらの情報をわかりやすく整理することで，患
者さんの理解や行動をサポートします．構造化には，表 2-13 のように
①環境調整，②スケジュールの共有，③視覚化の３つがありますので，
ぜひそれらを意識しながら関わるようにしましょう．ただし，構造化は
あくまでも患者さんが入院生活を過ごしやすくするために行うのであっ
て，決して医療者が患者さんの行動を厳しく管理したり，画一化したり
するためのものではありません．

　以上，発達障害の患者さんの対応について解説しました．誤解のない
ように強調しておきたいのは，これらのアプローチを行うことは，決し
て発達障害の人を特別扱いするわけではない，ということです．どんな
人でも，不得意なことや苦手なものがあるはずです．それを避けて生活
ができれば問題ありませんが，例えば ASD の人は想像力やこだわり，
感覚の偏りなどがあり，それらは入院治療という不慣れな環境の中で多

表 2-12　ADHD の個別性を考慮したアプローチ内容

＜不注意＞

- 集中して話を聞けない場合，なるべく結論を最初に伝えて話の意図を明確にしたり，短い文章を用いたり，話を途中で区切って理解度を確認したりするなど，伝え方を工夫する．
- また，雑音が気になって集中できない場合は，静かな部屋で話をするようにしたり，面談中は TV を消したりする．
- その他，物が散らかってそれが気になる場合は，一つ一つ確認しながら一緒に整理する．
- 服薬を忘れてしまう場合は，服薬カレンダーやピルケースの利用，看護師による配薬などの工夫を行う．
- ワーキングメモリ（情報を一時的に保持して利用する機能）が弱く，必要な情報を忘れてしまう場合は，手順書や To Do List，メモを活用するなど，「見える化」を意識した対応が望ましい．
- 毎朝，今日一日のスケジュールを紙に書き，一緒に確認するなどの方法も有効である．

＜多動性＞

- 病室に行っても不在なことが多く，なかなか診察やケアができない場合は，あらかじめ部屋に居てほしい時間を明確に伝え，忘れないよう手帳にメモしてもらったり，タイマーを活用したりするなどの工夫を行う．
- 時間を把握するには，デジタル時計よりもアナログ時計のほうがわかりやすい．

＜衝動性＞

- 結果が待てず，例えば薬の効果をすぐに求めてしまう場合，「この薬は，一般的に○日くらいたってから効果が出る薬である」といった目安について，丁寧にかつ繰り返し説明することが望ましい．

表 2-13　構造化の例

① 環境調整（物理的構造化）
　静かで落ち着く環境，不要なものの整理など

② スケジュールの共有（時間的構造化）
　検査や治療の流れ，1 日のスケジュール，入院目標
　薬を内服するタイミング など

③ 視覚化（視覚的構造化）
　実物，絵，写真，記号，文字，図表など

JCOPY 498-22920

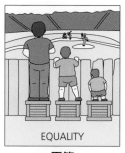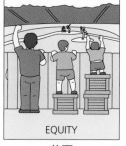

平等　　　　　　　　　　公正

決して特別扱いをするわけではなく,
その人の苦手な状況にあわせて対応を工夫する必要がある.

図2-13　合理的配慮

(Interaction Institute for Social Change　https://interaction.org/illustrating-equality-vs-equity/)

くの問題を生じさせます. その不得意なことに対してできる範囲でサポートをすることは,「合理的配慮」と呼ばれるもので, 医療者が発達障害の人に接する際に強く意識すべきことだと思います. 図2-13のように, 背の低い子どもに対して高い踏み台を渡すことに違和感を持つ人はいないでしょう. いくら頑張っても靴紐を結ぶことができない不器用なASDの子どもには, できないことを叱責し続けるのではなく, マジックテープの靴で代用すれば十分なのです.

　病院でも, 喉頭がんの手術後で声が出ない人とのコミュニケーションでは, 筆談やジェスチャー, 文字盤や器具の使用, 食道発声のトレーニングなど, 補助的な手段をいろいろと試すことになります. 頑張ったらすぐにでも声が出るようなものではないため, どうにかして声を出すよう, 本人を叱咤激励するようなことは決してありません. 発達障害の人に対するサポートも, 本来はそれと同じなのですが,「声が出ない」というようなわかりやすいものでないため, つい本人の努力の問題などと考えがちです. 医療者は, 発達障害の患者さんが苦手とする部分を認め, 受け入れた上で, 状況にあわせて合理的配慮を行う必要があります.

　対応に困るケースでは, 医療者自身がどうしてもイライラしがちになります. ただし, そのようなネガティブな感情を持って対応すると, 実はそれが患者さんをさらに刺激してしまい, イライラが患者さんに伝染してしまうことがあります. アルツハイマー型認知症のBPSDと同じ

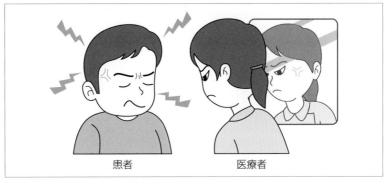

患者　　　　　　　　医療者

図 2-14　医療者の「イライラ」は伝染します

く，発達障害でみられる心理・行動面の問題は，医療者にとって自分自身を映す「鏡」と考えることも大切です（図2-14）．発達障害の患者さんが怒っていたり混乱したりしている場合には，医療者は自分自身の対応について，なるべく客観的に見直すようにしてみましょう．

　これまで繰り返し説明してきたように，発達障害の患者さんとかかわる際には，医療者における対応の工夫が大切です．ただし，その一方で，患者さんにこちらの要望を伝えることも，時には必要になります．発達障害の人への対応の原則は，「本人ができないことをしてもらう」のではなく，「できないことは医療者が補うようにする」ということですが，当然ながら医療者にもできないことはあるはずです．にもかかわらず，トラブルを避けようとしてすべて患者さんから言われるがままに譲歩してしまうと，かえって患者さんの混乱を招いたり，言動がエスカレートしてしまったり，大きなトラブルにつながったりすることがあります．

　病院や病棟には一定のルールがあり，その中には変更することができないものや，患者さんが遵守すべきこともあります．したがって，早い段階で限界設定（患者さんが遵守すべき枠組み）を明確にし，患者さんと確実に共有しておくことが大切です．特にASDの患者さんでは，論理的に理解できると腑に落ちることがあるため，なるべく筋の通った説明を心がけるようにしましょう．

　最後になりますが，身体のコンディションを整えるために，睡眠マネジメントなどの目的で薬物療法を行うことはありますが，大人のASD

では併存疾患も含めて薬物治療のエビデンスは少ないのが現状です[8].
そのため，薬物投与は必要最小限として，対応面に重点を置くのがよい
と思われます．また，大人の ADHD については，近年保険適応を持つ
薬剤（アトモキセチン，メチルフェニデート，グアンファシン）が複数
上市されていますが，身体疾患の検査や治療目的で入院した患者さんに
対して，ADHD の可能性があるからといって，これらの薬剤を投与す
ることは通常行われません．また，そもそも診断をつけずにこれらの薬
剤を投与することは避ける必要があり，やはり対応面の工夫が重要とい
うことです．

　理解に苦しむ患者さんの言動をどのように評価し，どのような対応を行えばよいかについて，以上のようなプロセスをもってしてもなかなか難しい場合があります．その際には，精神科医などの専門家へのコンサルトを行いましょう．

　コンサルトをする際にまず気をつけておきたいのは，精神科医が対面診察を行うためには，原則として患者さんの同意が必要になるということです．著者はかつて，他科からコンサルトがあって患者さんのベッドサイドに伺った際，「精神科診察について全く聞いていない」と患者さんに立腹されたことがあります．精神科受診は患者さんの中でハードルが高く，また精神的な症状についての自覚がなかったり，困っているのは本人ではなく周りだったりすることもあるため，精神科受診をすすめてもなかなか同意されないケースは多いようです．では，どうすればよいでしょうか？

　もちろん，ダイレクトに「あなたには発達障害の特性がありそうなので……」などと伝えるわけにはいきません．1つの方法として，患者さんは意識していないかもしれませんが，実は精神的に不安定になることで，何らかの身体的不調（不眠，食欲低下，息苦しさ，動悸など）が現れていることがあります．それを話題に挙げることで本人に困りごとを意識させ，「入院して環境が変わったり体調が悪くなったりすると自律神経のバランスが乱れていろいろな症状が出てくるので，専門である精神科の先生にも一緒に診てもらうのはどうでしょうか？」などと切り出すのが良いかもしれません．また，その際，「私自身も，とても心配なので」ということを，ぜひ言葉に出して伝えるようにしましょう．

　また，コンサルト内容についても，ぜひ一工夫しておきたいところです．すでに繰り返し述べたように，診断をつけることが重要ではありませんので，「発達障害の有無について診察をお願いします」という内容はあまり好ましいとは言えません．そこで，例えば「入院中に○○や△△といったエピソードがあり，病棟スタッフとしてその評価や対応に困っている現状です．発達障害の可能性も考えてはいるのですが，対応

の工夫などについてアドバイスをいただければ幸いです」という内容にするなど，①どのような時に困っているかについて具体的に伝える，②誰が困っているかを明確にする，③診断をつけることを求めないといったことが大切です．

　そのほか，「入院してもらったけど，対応に困ることがあまりにも多いので，もう手に負えない．精神科にメインで対応してもらいたい」あるいは「精神科の病棟に移ってもらったほうが良いのでは？」と考えてしまうケースがあるかもしれません．ただし，発達障害はそもそも精神疾患のカテゴリーではなく，発達障害というだけで精神科の入院対象になるものではありません．

　身体疾患の検査や治療のために入院している患者さんであれば，その検査や治療を遂行することが本来の目的です．ただし，対応に困ることが増えてくると，病棟スタッフはついそのことを見失いがちになってしまうかもしれません．患者さんが入院生活をできるだけ円滑にすすめられるように，どのような環境調整または対応の工夫ができるかどうかという視点で，精神科医などにコンサルトするのが良いと思われます．

3. コンサルトされた際に気をつけておきたいこと

　精神科リエゾンチームや緩和ケアチームに所属していると，病棟から「対応に困るケース」についてのコンサルトを受けることがあると思います．そのようなケースでは，患者さんの背景にある発達障害を想定し，本書で述べたSTEP 1〜3を意識しながら診察を行うようにしましょう．

　診察を終えて病棟スタッフとやりとりをする際に気をつけることは，まず病棟スタッフの大変な苦労を労い，心から敬意を払うことです．コンサルトされた段階では，あくまでもまだ患者さんと実際にかかわっていない「第3者」に過ぎず，そのことを十分意識することが大切です．つまり，第3者がいきなり対応方法についてアドバイスをすると，たとえそれがいくら適切なものであっても「言うだけなら簡単．じゃあ代わりにやってください」のように受け取られてしまう可能性があります．一旦そう思われてしまうと，もう2度とコンサルトされなくなってしまうかもしれません．

　病棟スタッフの苦労に対して心から敬意を払った上で，STEP 1およびSTEP 2として，対応に困るエピソードについて病棟スタッフから情報を収集します．そして，それらを発達障害の文脈で眺め，各エピソードをカテゴライズします．STEP 3では，発達障害全般に有効とされる対応策とその人に有効と考えられる対応策を具体的に提案します．

　心構えとして，誤解や偏見を招かないようにするためにも，病棟スタッフに診断名を伝える必要はありません．口頭はもちろん，カルテに記載する際に，「発達障害の疑い」「軽い発達障害」といった含みを持たせた言葉であっても，なるべく使わないように注意しましょう（「疑い」や「軽い」といった言葉はやがて消えてなくなり，気がつけば「発達障害」だけに置き変わってしまう可能性があります）．伝え方の例として，「聴いたことは頭から抜けやすく，目で見えることのほうが理解しやすい傾向がある方なので……」のように，「傾向」という言葉で説明するのが一つの方法です．

　また，病棟スタッフによって発達障害に関する認識度や理解度は異な

るため，それに合わせて伝え方を変える必要があります．そこで，病棟スタッフから患者さんのエピソードを聴取する際，発達障害に関する認識度などについても合わせて探るようにしましょう.

もし，病棟スタッフに「発達障害かもしれない」という視点がなく，「困った患者」などとネガティブな感情を強く持っている場合，発達障害に関する一般的な知識だけでなく，その特性ゆえ入院生活に支障をきたしていることに対して，実は患者さん自身も困っていることなどについて，十分説明する必要があります．そして，患者さんの得意な面についても意識して伝えるようにし，それをうまく活かせるような対応の工夫を話し合うのが良いでしょう.

また，病棟スタッフに「発達障害かもしれない」という認識はあるものの，「発達障害だからどうしようもない」などとレッテル貼りになってしまっているケースでは，例えばASDのスペクトラム概念について詳しく説明し，発達障害だからといって特別なものではないという部分を強調した上で，対応を検討する余地があること，そして対応を工夫することでうまくいく可能性があることについてポジティブに伝える必要があります．場合によっては，患者さんのところに一緒に行って，実際に対応しているところを病棟スタッフに見てもらう（見せる！）のも有効です.

このように，病棟スタッフが患者さんに対して強い陰性感情を持っていたり，その言動の理解に強く苦しんでいたりするようであれば，患者さんの言動の通訳者・解説者として間に入ることを意識します．病棟スタッフのつらさだけでなく，患者さん自身もしんどくつらい思いをしているため，双方に対する理解者・援助者でもあるという，橋渡しの役割が求められると言えるでしょう.

そのほか，著者が病棟スタッフから「この患者さんは発達障害でしょうか？」と尋ねられた時は，「大人の場合，たとえ発達障害だとしても，診断をつけることは本人にとって負担にもなるし，そもそも診断のための情報を集めるのが難しいんです．実際には，診断がつくかどうかということよりも，患者さんは何が苦手なのかを評価して，それに沿ってわれわれの対応を工夫していくのが良いかもしれません」と伝えるようにしています.

表2-14 発達障害患者に関する対応の工夫マニュアル（岡山大学病院精神科リエゾンチーム作成）

★抽象的・曖昧な表現は理解しにくく，視覚的情報が有効なことがあります．

（対応方法）

- 説明や質問をする際は，具体的に，簡潔に，短い言葉で言ってください．
  例）「痛みはありますか？」
  「どこが痛いですか？」
  「痛みの程度はどのくらいですか？」＊数値／フェイススケールを示しながら
  「今から3つお伝えします．1つ目～．2つ目～．3つ目～」＊順を追って示す
- 複数のことを伝える場合には，紙面化し，絵や図，写真を利用するなどの工夫をしてみてください（箇条書きにする／重要なところはアンダーラインや色で目立たせるなど）．
- 口頭で伝える際には，ご本人に要点を書きとめてもらうようにすると良いかもしれません．

★見通しが持てないと不安が強くあらわれることがあります．また，環境変化や急な予定変更が苦手です．

（対応方法）

- 可能な範囲で，あらかじめ予定を伝えるようにしてください．
  例）「また伺います」→「今日の午後，伺います」
  「今日は○時頃に○○検査があります，○分程かかります」
- 一貫した態度で接する，呼び方を統一するなど，スタッフ間で話し合っておくと良いかもしれません．
- 家族の付き添いや，本人が普段愛用している日用品（タオルケット，ぬいぐるみ，本，PCなど）が近くにあると安心感が得られやすいかもしれません．

★特定の事柄や行動パターンへのこだわりをもっている場合があります．
★医療者が制止したり，一方的に管理したりすると，混乱する可能性があります．

（対応方法）

- 治療上許容できる部分は，可能な限り本人のペースを尊重し，見守ってください．
- 感覚の過敏さがこだわりにつながっている場合は，つらい感覚をやわらげることが良いかもしれません．
- 見通しを伝えることで，こだわりからの切り替えがうまくいくことがあります．

★感覚過敏または鈍感な場合があります．

（対応方法）

- 聴覚の過敏さがある場合には，耳栓をしてもらい，環境音をできるだけ抑えるようにしてください．
- 室温や着衣を調整するなどの工夫をしてみてください．

JCOPY 498-22920

コンサルトされた後は引き続きフォローすることになりますが，その際，あまり多人数で診察しないことがポイントです．多人数だと患者さんは話に集中できず，混乱をきたしやすくなるため，特にチームでラウンドしている時には注意しておきましょう．そして，固定した1人が定期的に診察することでそれが患者さんの中でルーチンとなり，安心感につながります．ただし，診察で得た情報はチーム内で確実に共有しておくようにしましょう．

　さいごに，著者が所属する岡山大学病院精神科リエゾンチームでは，表2-14 のような「発達障害患者に関する対応の工夫マニュアル」というフォーマットを作成し，病棟スタッフにアドバイスをする際やカルテ記載の際などに活用しています．ただし，患者さんにどのような特性があり，どのような対応が望ましいかについては個別性がきわめて大きいと考えられます．したがって，実際の運用方法としては，発達障害の特性を有する患者さんを診察した後，このマニュアルの中で特に該当するものをピックアップし，それを患者さんに合わせてアレンジして使っています．発達障害の人は十人十色，個別性・多様性があることを，決して忘れてはなりません．

心理職

Column

患者さんをとらえる上で大切にしていること
〜「発達特性」という視点から〜

山口　恵（岡山大学病院医療技術部検査部門）

　私は岡山大学病院で臨床心理士・公認心理師として勤務しています．精神科リエゾンチームに所属しており，主に患者さんへの問診や心理面のサポートを行っています．心理士の役割の一つとして，チーム内や病棟スタッフとの連携の場面で，多職種間の「つなぎ役」を意識しており，気軽に相談してもらえるような関係づくりを大切にしたいと日々感じています．

　さて，患者さんにとって入院生活は，環境の変化をはじめ，身体状況やスケジュールなど非日常の連続になるため，不適応を起こす可能性がある

場合には，前もって対応の工夫を行うことが重要だと思います．ただし，患者さんに「入院中に困りそうなことはありませんか？」と尋ねても，すぐに困りごとを訴える患者さんはあまり多くありません．そこで，入院中に患者さんが困りそうなことや治療への支障について，医療者側から積極的かつ具体的にアセスメントしていくことが大切であると考えています．

　心理士の立場では，患者さんと関わる際，関係性を築きながら，その生活背景や家族背景，趣味など様々な情報を収集し，患者さんの"人となり"を知ることを重要視します．その過程においては，「発達特性」の視点からも患者さんを捉えるようにしており，それによって起こりうる入院中の支障についてアセスメントを行います．入院中に起こりうる支障としては，患者さん自身が困るケース，病棟スタッフが困るケース，双方が困るケースなど，様々な場面が想定されます．

　まず，患者さん自身が困りそうなことについてアセスメントする際，意識していることが三つあります．一つ目は，「慣れない入院生活では大変な思いをされますよね」などと，患者さんの苦労やしんどさについてなるべく早い時期に共有するということです．患者さんの感情に寄りそうことで，患者さんのほうから苦労話をしてくださる場合もあります．そうすると，話の流れの中で，「急な検査が入ったり予定外のことが起きると，落ち着かないようなことはないですか？」「習慣や自分のペースを崩されるようなことがあると，不安になったり，イライラしたりすることはありませんか？」などと具体的な場面での適応について尋ねやすくなります．二つ目に，「入院するとこういうことが困るという患者さんが結構おられるのですが……」と一般化した前置きをし，"医療者側が心配していること"として話を切り出すこともあります．医療者に心配されて不快な思いをされる患者さんはまずおられないので，比較的有効と感じています．そして，三つ目に，患者さんの生活背景に話が及んだ際には，これまで人間関係や新しい環境において苦手な場面や困った経験について探ってみるように心がけています．例えば，仕事を転々としている場合には，その理由に人間関係のトラブルが挙がることもあり，患者さんの苦手な場面を想定する上で役に立ちます．

　次に，病棟スタッフが困りそうなことをアセスメントする際に大切にし

JCOPY 498-22920

ていることを挙げます．入院中は特にコミュニケーションの問題が多いため，言葉での表現以外に表情や視線，声のトーン，テンポ，相槌，身振り・手振りなどをよく観察するようにしています．そして，それらが話の内容や場の状況に沿っているかについてアセスメントを行います．また，部屋に置いてある物の整理整頓ができているかにも注意を払います．例えば，重要な書類や説明用紙などが整理できていない場合には，医療者からの説明が十分に理解できていない可能性や，優先順位がつけられていない可能性などを考えることができます．

　ただし，その時の評価や対応が全てではないので，継続的に評価や対応の工夫を検討していく必要があると思います．また，私たち医療者は患者さんの発達特性や問題行動にばかり目を向けてしまいがちですが，同時に患者さんの頑張りなどポジティブな面にも目を向けることが重要です．私自身も患者さんに対して偏った見方になっていないか見直しながら，日々の臨床に励んでいきたいと考えています．

公認心理師

発達障害者への支援を行う中で気づくこと

厚坊浩史（がん研究会有明病院腫瘍精神科）

　私は一般病院精神科で約15年臨床心理職として勤務している．また以前，福祉機関，教育機関における非常勤職員としても約10年勤務していた．すべての職場において必ずしも発達障害支援を専門に行っているわけではないが，発達障害が疑われる方の相談支援を行うことは多い．そのような経験を以下に記してみたいと思う．

　私たち心理職の社会的役割の1つに，相談支援を受ける方にとっての「最善」や「大切にしたいこと」を尊重することが挙げられる．その人それぞれが大切にしたきたこと，経験を積んできたことを大切に取り扱い，今後の最善を考えることが相談支援の基本姿勢といえる．その中には，社会通念からやや離れていると感じられる経験や行動もある．例えば，自傷行為やアルコール依存は世間一般では「望ましくない行動」とされてい

る．しかし，自らの心理的苦痛を一時的に和らげる効果があることは，Khantzianをはじめ多くの専門家が指摘している．いわゆる自己治療仮説である．

　また，このような身体的健康を損なう方法ではなくても，私たちは日々色々な「当たり前」が存在する．発達障害者は，この「当たり前」がなぜ当たり前なのかをうまくキャッチできずに苦労している．支援者は具体的に明確に「当たり前」を伝えることにより，望ましい行動を増やすことを目標にするであろう．おそらくこのあたりは本書でも多くのページが割かれていることと思うため，ここでの説明は割愛したい．

　しかし思うのである．「当たり前」は本当に当たり前なことばかりなのだろうか，と．

　筆者が支援を行う中で伝えようとすることをかみ砕く中で考えることは「暗黙の了解のように決して当たり前ばかりではない」ということである．

　「望ましい行動の獲得」にばかり目がいくことで，「望ましくない行動をなくす」といった，ある意味極端な発想に繋がりかねない．私たちの生活を振り返っても，決して望ましい行動ばかりとっているわけではない．具体的に示すことは憚れるが，望ましくない行動をとってしまうことは，日常生活において当たり前のようにある．

　このように考えると，発達障害者の「なぜ」には，いくつかの気づきに繋がることがある．「なぜ」に答えようとする中で熟慮すると，時折「なぜと思うことに共鳴する」瞬間がある．細やかな社会通念，明文化できない就業規則，断る選択肢のない飲み会など，「これが当たり前」というにはやや説得力に欠ける事象に出くわすことも多いのではないか．つまり発達障害者の特性によるものではなく，具体的ではない社会通念による影響を受けた発達障害者の問題，課題として説明されていることも目にする．

　発達障害支援領域における心理職の存在意義は，問診に時間をかけること，心理検査・発達検査が行えることが挙げられる．確かに知能検査における特性のばらつきや，生活上の失敗体験を拾うことで支援方針を立てる上で役立てることは間違いない．ここで留意したいことは，ばらつきや失敗体験の羅列で終わることがないようにしたい．ばらつきや失敗体験の背景には，おそらく発達障害者が培ってきた「不適切な認知・行動」がある

であろう．しかし，不適切さを探すことで発達障害者が「自分なりの工夫」や「成功したこと」を支持するタイミングも大事にしたい．また，不適切と表現した中には，前述したような理不尽な環境による影響があるかもしれない．そこを何とか掻い潜ってきたことで相談に繋がった事実を大切にしたい．

　発達障害に限ったことではないかもしれないが，発達障害者支援がいわゆる「社会統制」といった側面に加担し過ぎていることに留意したいと筆者は考えている．あくまでも困りごと，そして今後社会生活において不具合をきたす可能性が高い部分への支援が必要なのは言うまでもない．ただ，その中で「発達障害者が培ってきたこと」に触れ，その瞬間瞬間に発揮してきたであろう工夫にも目を向けたいものである．そして，きれい事に聞こえるかもしれないが，多少不適切であったとしてもその方が大事にしたい価値観を可能な限り尊重し，支援する姿勢もあわせて持ち続けたいと考えている．

📖 **文献** 1) Khantzian EJ, Albanese MJ. Understanding addiction as self-medication: Finding hope behind the pain. Lanham, Rowman & Littlefield Publishers; 2008.

4. 発達障害が疑われるケースとそのアプローチ

　では実践編の最後として，発達障害が疑われるケースを例に挙げ，どのようなアプローチを行うかについて具体的に解説します．

　54歳女性．精査にて胃がんが判明．主治医から入院での化学療法導入を提案されたが，「これまで入院したことがないから不安」「自宅でネコを飼っているので入院できない」と訴え，入院を拒否．外来看護師が「今は治療が大事ですよ」と説得するも，「うちのネコをなんだと思っているんですか！！」と激昂．ようやく入院した時には，すでに1か月が経過していた．

　入院時，主治医が治療について説明したが，TVのほうに気をとられて集中して話を聞いていないようだった．また，パソコンに向かっている時には話しかけても返事をせず，作業に没頭している様子がみられていた．ある日，看護師が「今から採血をして，お昼過ぎに胸のレントゲン検査をします．夕方16時頃，先生から結果説明がありますから，お部屋にいるようにしてください」と伝えたにもかかわらず，その時間になっても部屋におらず，約束の時間をすっかり忘れているようだった．また，外出許可を得ることなく自宅に戻ってしまい，理由を問うと「ネコが気になったので」とあっけらかんと話した．外出許可が出ていないことを指摘すると，「○○という看護師さんは『気分転換は大切なので，たまには外の空気を吸うのも良いかもしれませんね．』と言ってたのに」と怒り出すなど，対応に困ることが続いた．

　このケースでは，医療者にとって対応に困るエピソードがいくつかみられていることから，この患者さんの発達障害の特性に気づけるかどうかが最初のポイントです（STEP 1）．そして，もし発達障害の可能性に気づくことができれば，次にその特性について具体的に評価します（STEP 2）．ここでは，表2-15のように評価・整理してみました．そして，その特性を踏まえて，苦手な面をどのように補うかという視点で

JCOPY 498-22920

表 2-15　STEP 2 評価（発達障害の視点で評価する）

エピソード	考えられる発達障害の特性	
1. 「入院が不安」	ASD〈想像力〉	見通しをつけることが苦手
2. 治療よりもネコのことを過剰に心配	ASD〈こだわり〉	優先順位をつけることが苦手
	ASD〈想像力〉	見通しをつけるのが苦手
3. 集中して話を聞いていない	ASD〈想像力〉	聴いたことが頭に入りにくい
	ADHD〈不注意〉	目の前のことに集中できない
4. パソコン作業に没頭	ASD〈こだわり〉	自分のやりかたに固執する
	ADHD〈不注意〉	1つのことに集中しすぎてしまう
5. 時間になっても部屋にいない	ADHD〈不注意〉	時間の管理ができない
	ADHD〈多動〉	落ちつきがない
6. 「ネコが気になるので」と自宅に戻る	ASD〈こだわり〉	自分のやりかたに固執する
	ADHD〈衝動性〉	思いつくとすぐに発言・行動してしまう
7. 「気分転換が大切」と言われたから帰った	ASD〈想像力〉	言葉を字義通りうけとってしまう

対応を行います（STEP 3）.

① 「入院が不安」

- 「入院が初めてだから」ということだけでなく，ASD に特有の想像力の乏しさによって病棟がどのようなものかをイメージしにくいことが，不安というかたちになって現れている可能性を考えましょう.

- そこで，病棟がイメージしやすくなるようにパンフレットを用いて具体的に説明したり，実際に病棟を見学してもらったりすることが有効です.

- そのほか，入院中のスケジュール（検査や治療の計画，予想される入院期間など）について具体的に詳しく伝えると，安心感が得られるかもしれません.

☞ 著者の経験から

　ASD の若い男性，食道がん. 術後 ICU に入室予定であったが，ICU がイメージしにくいことによる強い不安をみとめた. パンフレットなどを使ってくり返し説明するも気になることがさらに増える様子. 病棟スタッフなどに了解をもらい，原則として実施していない ICU 見

学をしていただくことで不安はなくなった.

　ASD の若い女性. ASD の診断で精神科クリニックに通院中. 妊娠が判明し総合病院で出産予定となったが, 入院中に精神面で不調になった際にどのような精神科医が診てくれるのか, 自分のことをわかってもらえるのかどうかが不安とのこと. 精神科クリニックの主治医から著者に早い段階で外来紹介があり, 著者が定期的に外来診療を行ったことで顔の見える関係となり, 本人の安心感が得られた. 無事出産を終え, また元の主治医のところで通院を継続している.

②治療よりもネコのことを過剰に心配

- 治療よりもネコを優先するという考え方は, ともすれば医療者からは理解されにくいかもしれませんが, ASD による優先順位づけの苦手さによるものと評価することができます.
- ただし, 本症例では,「今はネコのことよりも治療のほうが大切」という優先順位づけを看護師が行っても, 患者さんの中で腑に落ちなかったようです. そこで, ネコへのこだわりはきわめて強いものと考えて, 違う観点からのアプローチを検討しましょう (強いこだわりは変えようがないため, こだわり自体を扱わないことも 1 つの方法です).
- 例えば, 嘔気や食欲低下など, 本人が胃がんによって困っている症状を具体的に挙げて,「今困っている○○という症状を治しましょう」という切り口で入院をすすめるのも一つの方法です.

③集中して話を聞いていない

- ASD では聴いたことが頭に入りにくいため, 集中して話を聞いていないように見えることがあります.
- 絵や図, 写真など, 視覚的な情報を利用することが効果的です.
- また, 目の前のことに集中できないというのは, ADHD に特有の不注意による症状の可能性もあります.
- 情報量が多くなると処理ができないため, できるだけ短い文章で, かつ具体的に説明することが有効です.
- 音の刺激も集中できない原因となるため, TV のスイッチを切って静かな環境を設定するのがよいと考えられます.

☞著者の経験から

　ADHD の若い男性．手術を控えており外来で禁煙を指導されたものの
なかなか守れず．医療者からは「頑張る気持ちが感じられない」とサジを投げられかけたが，本人によく確認すると，「検査で大きな問題がない程度なら OK と思っていた」という理解だった．説明が長いと理解されにくいこと，そして今必要なことがわかりにくいことなどを考慮し，対応を工夫した．具体的には，禁煙の必要性や方法，今後の流れなどを書いた紙を前もって準備し，それに沿って時系列で説明した．また，切りのいい所で休けい（お昼ごはん）を挟み，一度に多くの情報が入ることのないよう，途中でリセットしながら伝えるようにしたところ，難なく禁煙に成功し，無事手術を終えることができた．

④パソコン作業に没頭

- ASD にみられる「自分のやり方に固執する」というこだわりのため，過集中となっている可能性があります．
- ADHD では不注意がみられますが，逆に好きなことに対しては過集中となってしまい，やはり切り替えが難しくなります．
- もし，パソコン作業が時間を守れない原因となっている場合には，「○時にはパソコン作業を終えてください」のように，終了時間をあらかじめ明確に伝えるのがよいでしょう．

⑤時間になっても部屋にいない

- このエピソードを発達障害の観点から読み解くと，ADHD に特有の不注意と多動が原因となっている可能性が考えられます．
- 不注意による症状については，医療者の対応の工夫が奏効することがあります．
- 本症例のように，「今から採血をして……」などと一度に多くの情報を伝えても，不注意のために頭に入りにくいかもしれません．そこで，なるべく短い文章で，説明書やメモなどの視覚情報を積極的に用いながら，「16 時には必ず部屋にいるようにしてください」と明確に伝えることが大切です．
- 携帯のアラーム機能を使って，帰室時間がわかるように設定するのも有効です．

⑥「ネコが気になるので」と自宅に戻る

- このエピソードについては，ASD にみられるこだわりと，ADHD 特有の衝動性が，それぞれ原因になっている可能性が考えられます．
- 患者さんがどこにこだわっているのかについては，医療者側で想像することも重要ですが，発達障害の患者さんは思いもよらないところにこだわっている場合もあるため，患者さんに直接確認することも有効です．
- このケースでは，もう一歩踏み込んで，「ネコのどこにこだわっているのか」を明らかにする必要があります．
- 患者さんのこだわりが「ネコに会いたい」ということであれば，毎日家族にスマートフォンで写真や動画を送ってもらうのが良いかもしれません（案外，それで落ち着く患者さんもいるようです）．
- また，「きちんとお世話してもらっているかどうかが心配」ということへのこだわりであれば，患者さんが得意としているパソコンで『ネコのお世話マニュアル』を作ってもらい，それを家族に渡すことで患者さんの安心感につながる可能性があります．
- 医療者は，「外出の際には必ず外出許可をとるのは常識」などと考えて説明を省くのではなく，明確に伝えるようにします．

☞ 著者の経験から

　ASD の若い女性．るいそうが著しく，摂食障害の疑いで入院．結果的には，医師から「油っぽい物はなるべく食べないように」と言われてから極端に食べ物を減らしたことが原因だった．その方は，自宅で飼っているイヌが気になるようで，入院時からその話題ばかりでなかなか検査や治療の話にならなかった．そこで，たちまちできそうな環境調整として，4 人部屋から個室に移動してもらったところ，すっかり落ちつき，その後の検査や治療はスムーズにすすんだ．このケースで学んだのは，ASD では入院後環境の変化で不調になりやすいため，環境を整えることは実はきわめて有効で，それだけでもずいぶん落ちつくということである．おそらくこの方は音への過敏さがあり，思い返せば詰所に近い 4 人部屋でいつもイライラされていた．ストレスが高まるといつも以上にこだわりが強くなってしまうことがある

JCOPY 498-22920

ため，そのような時はこだわりそのものを扱うのではなく，実行しやすい環境の調整などを行うことも頭に入れておきたい．そして，決して慌てず，患者さんが慣れるのを「待つ」姿勢も大切と考える．

章

実践編

⑦「気分転換が大切」と言われたから帰った

- このエピソードは，病棟のルールを考えに入れずに，自分の中の「気分転換」の方法を思いつくまま実行したものと考えられます．
- 医療者からのアドバイスは，できるだけ具体的に行うのが望ましいと言えます．
- 患者さんに伝える内容や伝え方など，医療者間で対応を統一することで患者さんが混乱せずにすみます．

☞ **著者の経験から**

さいごに．これは，ある看護師さんから伺った話である．その看護師さんは，ある時期少し体調を崩して入院されていた．看護師さんなので，それなりの医学的知識を持っていたにもかかわらず，先生や看護師さんからの説明が一方的であったり，一部が省略されていたりでよくわからず，とても困ったという．また，困っていても，なかなか先生や看護師さんには言いにくかったとのことだった．この話は，大いに示唆に富むものである．医療者が患者になった場合ですらそうであり，一般の患者さんであればなおさら同じことを強く感じるかもしれない．われわれ医療者は，経験が長くなってくるとどうしても自分のスタイルが出来上がってしまい，「これくらいはわかるだろう」などと考えて説明を簡潔にしすぎてしまったり，こちらの話が患者さんにきちんと届いているかを疎かにしがちだったりしてはいないだろうか．私自身，医療者の1人として，日頃の自分の対応を客観的に振り返らねばと感じたのだった．

📖 文献
(1,2章)

1) 日本精神神経学会（日本語版用語監修）．髙橋三郎，大野　裕，監訳．DSM-5 精神疾患の診断・統計マニュアル．医学書院；2014．
2) Wing L. The autistic spectrum. Lancet. 1997；350：1761-6.
3) デジタル大辞泉．小学館．
4) Baron-Cohen S, Leslie AM, Frith U. Does the autistic child have a "theory of mind"? Cognition. 1985；21：37-46.
5) Sonuga-Barke E, Bitsakou P, Thompson M. Beyond the dual pathway model: evidence for the dissociation of timing, inhibitory, and delay-related impairments in attention-deficit/hyperactivity disorder. J Am Acad Child Adolesc Psychiatry. 2010；49：345-55.
6) 井上真一郎．せん妄診療実践マニュアル．羊土社；2019. p.82-8.
7) Hofvander B, Delorme R, Chaste P, et al. Psychiatric and psychosocial problems in adults with normal-intelligence autism spectrum disorders. BMC Psychiatry. 2009；9：35.
8) 齊藤万比古，編．注意欠如・多動症–ADHD–の診断・治療ガイドライン　第4版．じほう；2016．
9) Broadstock M, Doughty C, Eggleston M. Systematic review of the effectiveness of pharmacological treatments for adolescents and adults with autism spectrum disorder. Autism. 2007；11：335-48.

医師

Column 「大人の発達障害」を支援する際に大切にしていること

齋藤　円（市立ひらかた病院精神科）

　私は，現在，総合病院でリエゾン精神科医として勤務していますが，当院に勤務するまでは，精神科病院で精神科救急や児童思春期，アウトリーチ，精神科リハビリテーションなどを中心とした医療に携わってきました．児童思春期精神科として外来だけでなく入院病棟もある施設でしたので，精神科医として研修を進める中で，発達障害の患者さんと接する機会は多かったように思います．児童思春期精神科では，私は中学生以上の思春期症例を担当することが多く，不登校やうつなどの背景に発達障害がある患者さんの治療などにも携わってきました．また，児童思春期の専門医がいる病院であるため，発達障害かもしれないと自身で思い診断目的で受診される大人の方も多くいました．

　診察場面で「大人の発達障害」を考える場合，多くは2つのパターンに分けられます．1つは「発達障害かもしれない」と思い診断目的で受診される場合，そしてもう1つは，うつや不安障害，適応障害などの症状があり受診され診察をしてみると背景に発達障害が疑われる場合です．

　インターネット上では，「このチェックリストに〇つ以上あてはまったら発達障害の可能性が疑われる」と書かれた記事も多くあり，それらを読んで「自分は発達障害ではないか」と受診される方はたくさんいます．ここで気をつけなければいけないことは，そういったチェックリストの症状の中には，発達障害だけにみられるのではない症状も含まれていることがあるという点と，発達障害と診断をするには，それらの症状がやはり幼少期から存在していたことを確認する必要があるという点です．

　例えば「突然的な出来事や変化への対処が苦手」という特徴について考えます．確かに，「想像することが苦手で興味の範囲が狭い」といった特性をもつ自閉症スペクトラム障害の方の中には，突然の変化にパニックを起こしてしまう人もいるでしょう．しかし，この特徴が自閉症スペクトラム障害の患者さんにしかないのかというと違います．例えば，不安が強い人や認知症の人でも，環境の変化にパニックを起こすことがあることは皆さんご存知のことでしょう．

　ある例について考えてみたいと思います．「こだわりが強い，話が通じない，環境の変化を嫌がる」とご主人を連れて来院された方がいました．さて，皆さんは何を思い浮かべるでしょうか？

　「発達障害？」と思われた方もいると思います．

　結論を先に述べると，発達障害という診断にはなりませんでした．少し話を聞くと，若い頃からご主人はあまり話をしない方であったそうですが，最近その傾向が強くなっていて困っていたところ，たまたま本で発達障害のことを知り，もしかして発達障害じゃないかと思い病院の受診を決めたそうでした．問診や検査などを行ったところ，現在の困り事は認知機能低下により起こっていることが判明しました．もともと発達障害があった可能性ももちろんあるとは思いますが，ご主人が覚えていないことも多く，両親は他界されており確認がとれませんでした．

　上記のように「大人の発達障害」が疑われた場合，幼少期からその症状

があったということを確認できないこともたくさんあります. では, 診断できなかったからとして困り事が解決できないのかというとそうではありません. この例の場合は, 発達障害については診断はできませんでしたが, ご主人の元来の性格と明らかになった認知機能低下をふまえて対応方法を工夫していくという結論に至っています.

　私が担当しているケースの中には, はじめての出会いから10年以上経過している方もいます. 幼少期に発達障害と診断を受けた方も多くいるわけですが, 成長していく中で, 特性が目立たなくなってきている人もいます. また, 特性はあっても, 本人がうまくつきあえていると, 困り事でなくなっている人もいます. このコラムを書くにあたって, その人たちに, 大人になった今の年齢で初めて会ったとしたら, はたして発達障害と診断できるのだろうかと考えてみました. その中で気がついたことですが, 診断できるできないではなく, もはや診断する必要がない患者さんもいるのです. このように特性自体も成長する中で見え方が変化していくこともありますし, 「大人の発達障害」を診断することが時に難しく感じることも当たり前のように思います.

　ここで「突然的な出来事や変化への対処が苦手」な場合の対応について考えてみます. 予定の変更は前もって伝える, 変更がある可能性があることをあらかじめ伝えておく, 変更になった場合の予定についても想定できる場合には伝えておくなどの工夫が, 発達障害の本などには記載されていると思います. では, この工夫は発達障害の方だけに有用かというとそうではありません. 不安が強い方にとっても, もちろん不安を軽減する効果がありますよね. 他にも, 視覚提示するという工夫が紹介されることもありますが, これも, 認知症や知的障害の方は言うまでもなく, 私たち誰にとっても良い工夫となり得, 発達障害に特化した工夫というわけではありません. そう考えると「突然的な出来事や変化への対処が苦手」ということに気づくことが改めて大切であることがわかります.

　もちろん診断がつくことで, その特性にあったより良い工夫を考えられるというところもありますが, 特性に気づくことが何よりも支援をする上では大切であることを強調しておきたいと思います.

JCOPY 498-22920

第3章
紙上座談会

1.「対応に困るケース」についてのクロストーク
—— リエゾン精神科医×児童精神科医×リエゾンナース×公認心理師

司会:
　井上真一郎（リエゾン精神科医）

メンバー:
　上 村 恵 一（リエゾン精神科医）
　井 上 悠 里（児童精神科医）
　木野美和子（精神看護専門看護師（リエゾンナース））
　中 西 健 二（公認心理師）

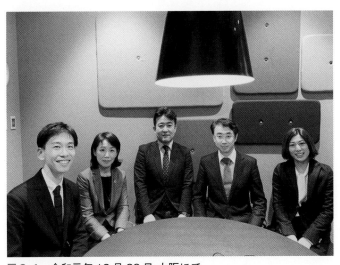

図 3-1　令和元年 12 月 22 日 大阪にて
（左から）中西健二先生，木野美和子先生，井上真一郎先生，上村恵一先生，
井上悠里先生

はじめに

井上： みなさん，こんにちは．私がこの座談会を企画したのは，入院患者さんの対応で困るいくつかのケースをテーマに，「発達障害」という軸で，さまざまな角度から具体的な評価や対応について考えてみたいと思ったことがきっかけです．そこで，臨床の第一線でご活躍中の，それぞれバックグラウンドが異なる4名の先生方にお集まりいただきました．本日はどうぞよろしくお願いします．

全員： よろしくお願いします．

井上： まず，上村先生，木野先生，中西先生の3人の先生方は，今回テーマにあげた患者さんを実臨床でよくご経験されていると思いますので，それを踏まえてお話しいただければ幸いです．

上村先生は，リエゾン精神医学や精神腫瘍学（サイコオンコロジー）がご専門で，この分野におけるトップリーダーのお一人です．ずいぶん前から学会関連の仕事にとても精力的に取り組んでおられ，臨床経験もきわめて豊富な先生です．ぜひいつものように，説得力のある，そしてユーモアに溢れたお話を心から期待しています．

木野先生は，精神看護専門看護師として日々各病棟を駆け回っておられます．臨床現場でまさに人と人とを「つなぐ」役割を果たしておられ，患者さんからはもちろんのこと，医療スタッフからの人望もとても厚い先生です．この座談会のテーマでは，数ある職種の中でも特に看護師さんが一番困っていると思いますので，木野先生のようなお立場からお話をうかがえることをとてもありがたく思っています．

中西先生は，公認心理師としてこれまでたくさんの患者さんのお話を聴いてこられた方です．秀でたバランス感覚をお持ちの上，誰からも慕われている，本当に相談しやすい先生です．中西先生はふだんから医療スタッフの悩み相談の受け皿にもなっておられますので，いろいろなお話がうかがえるものととても楽しみにしています．3人の先生方，どうぞよろしくお願いします．

最後になりましたが，井上悠里先生（以下，悠里先生）には，児童精神科医のお立場からコメントをいただきたいと思います．私

と上村先生，木野先生，中西先生の４人は，いずれも総合病院に勤務しており，学会などで一緒に仕事をすることも多く，実はよく知った間柄なのですが，悠里先生は全く別のフィールドで活動されておりますので，悠里先生のほうからみなさんに自己紹介をしていただければ幸いです．

悠里： はじめまして，今日はどうぞよろしくお願いします．私は，児童精神科医として発達障害診療を中心とした精神科クリニックに勤務しています．クリニックには年間500人くらいの新患の子どもさんが来られ，施設内で療育も行っています．その経験を踏まえて，私なりにお話しできることがあればよいなと思っています．

井上： 子どもの発達障害では薬を使うイメージもありますが，そのあたりはいかがでしょうか？

悠里： そうですね．もちろん，薬は効く人には効きますが，必ずしもメインの対応ということではなく，薬以外のケアがとても大切だと思っています．診断についても，DSM や ICD が変わるたびに少しまとめ方も変わったりするので，どちらかというと神経心理学的なところに注目したアセスメントを心がけています．「ASD かどうか」とか，「ADHD かどうか」というのも大事ですが，「この人はワーキングメモリが弱い系だ」とか，「実行機能のうちどの部分が弱めだからどう対応すべきか」というような，弱点と対応の組み合わせ論で診て支援をしています（表 3-1）．

井上： なるほど．その考え方は，大人の場合の対応にも使えそうですね．

悠里： そう思います．今回の座談会で対象としている患者さんは，そも

表 3-1　実行機能の４要素（前出）

①計画の立案（プランニング）
②ワーキングメモリ（短時間，頭の中に情報を保持し，それを使う機能）
　・視覚的ワーキングメモリ（絵，位置情報など）
　・聴覚的ワーキングメモリ（数，単語，文章など）
③行動の柔軟性
④反応の抑制

※ASD では：①③，
　ADHD では：②④が弱いとされている．

そも発達障害の検査や診断目的で入院しているわけではなく，身体疾患の治療が目的の方々ですので，医療者として発達障害の診断名を出すべきか，微妙な側面があると思います．発達障害だと言ったがために，スタッフがその患者さんのことを，そういう目でしか見られなくなることも起きてしまうかもしれません．うっかり病棟スタッフに「この人多分 ASD だから」などと言ってしまうと，告知されている患者さんなのかと勘違いしてしまって，ご本人やご家族に伝えてトラブルになることも起こりえます．基本的には，神経心理学的に「この機能が苦手な人のようだ」という扱い方のほうが，安全に共有できるのではないかと思います．

上村： 井上先生も，ほとんど診断名を言ったことはないっておっしゃってましたよね．私自身も，患者さんに「発達障害だと思う」と直接言うことはほとんどありません．

井上： そのあたりは，やはり十分気をつけないといけませんよね．

悠里： 患者さんから診断名をカミングアウトしてもらえると，「では，こんなふうに心がけますね」とこちらも気持ちよく対応できると思いますが，一般病院ではそうでない場合のほうが多いのでしょうね．

中西： 身体疾患の治療で受診あるいは入院している方の場合，患者さんのほうから「自分は発達障害です」とか「発達障害かもしれません」といった話をされることは，基本的にはないですね．むしろ，スタッフの間で，「あの人は発達障害じゃないか」という印象レベルの話が出ることはよくあります．

悠里： やっぱりそうなのですね．

1）指示や説明が通らない患者

井上： さて，1つ目のテーマ「指示や説明が通らない患者」について，いかがでしょうか？

上村： そのような患者さんは多いと思います．想像することが苦手で，先の見通しをつけられないケースです．その場合，あらかじめ今後の予定について，順序立てて説明するのが有効です（表 3-2）．

井上： 説明のしかたを工夫するということですね．

表3-2 コミュニケーションのポイント
わかりやすい説明をする

- これから話す内容のテーマをまず言う
- 話の全体を知らせる（伝えることの数を明示）
- 流れを追いながら話す（指折りしながら）

第3章 紙上座談会

上村: ただ，細かいことにこだわって，指示や説明の全体が通らない人もいます．例えば，Aの検査の後，Bの処置をして，Cという手術をし，術後はDという経過があるという説明を行ったとします．「今日下剤を飲んで，明日何時からは食事ができない……」と時系列で話をしても，指示の1つ目でつまずいてしまいます．今の話だと，「下剤は飲んだことがないから」とイメージができず，1つ目で考えがストップしてしまうので，その先の指示が耳に入らず，治療がスムーズにいかないことがあります．

中西: 患者さんは，自分が気になったところにいったんフォーカスしてしまうと，それ以降の説明が耳に入らないですね．医療者は順序だてて説明していて，本人も「ふむふむ」と相槌は打っていても，実際には気になったところまでしか指示や説明が入っていなくて，その後のことについては「そんなこと言ってましたか？」となってしまうことも珍しくありません．

悠里: 全体を聞けていない，ということですね．

中西: その通りです．例えば，糖尿病の患者さんだと，どうしても自己管理を必要とすることが多くなりますよね．先生が外来で，短時間にいろいろな指示を出します．先生としては，それほど難しい指示ではないので，説明さえしておけば大丈夫だと思っていますから，当然理解度とかもそこまで確認せずに診察を終えてしまいます．すると実は全然指示が入っていなくて，翌月の外来で診てみると指示したことを全くやっていない，データも全く改善していないということが起こります．その医師から私に声がかかり，実際に患者さんとお話しをしてみると，先ほど上村先生の話で出たように，気になったことだけが残っていて，他の指示は全く伝わっていませんでした．こういった患者さんが入院すると，ス

タッフに何度も「これはどうすればいいんですか？」と質問をするので，スタッフは「伝えたはずなのに，どうして話を聞いてないんだろう」と怪訝に思ってしまうようです．

上村: 次に進めないという固執性は，現場ではよくみられますね．

中西: まさに固執性というところですよね．先ほどの糖尿病の方は，テレビで見た糖質制限ダイエットの情報がいったん頭にインプットされると，「こうやったらいいんだ」と自己流で糖質制限を推し進めていました．医師は全く指示をしていないし，むしろ最近では過度な糖質制限の問題点も報告されているにもかかわらず，そんなことはおかまいなしです．そうなると，先生のほうも「何だろう，この患者さん？」となってしまうことがあります．固執性は，すごく重要なポイントだと思います．

木野: 看護師さんが，「あの人，なかなか説明が入らないし，理解してもらえないんですよね」と言って，患者さんの融通の利かなさに困ってしまうことは結構あります．

井上: どのようなケースがありますか？

木野: 緊急手術を行った外傷の患者さんで，ストーマがついてしまったんですが，こちらの指示していることがなかなか入らず，「ストーマの台は丸いとだめだ，四角くないとだめだ」といって自己流で処置をして，しょっちゅう漏れてしまう．また，ストーマの処置をするテーブルも，本人にとって決まった位置があるようで，それが崩されたりすると怒ってしまうんです．「彼は彼なりのやり方があるんだろうね」とスタッフの中で話しつつ，こちら側のやってほしい方法との折衷案を見つけていくことに時間と労力を費やしました．本人もストーマという予測していなかったことをどう捉えていいかわからず，よけいに固執性を強めていると感じました．

上村: 確かに，患者さんの意見を全面的に取り入れてしまうとケアが進まないし，医療者サイドの指示だけでは受け入れてくれないので，折衷案が必要ですね．

井上: 落としどころの見極めは難しいですが，とても大切ですよね．他に，指示や説明が通らないケースはありましたか？

中西： 私が経験したのは，固執性とはちょっと違った切り口です．心理士として患者さんの話を聞くとき，移動できない方ですと，4人部屋でもその場でお話を聞くことがあります．そのような時に感じることなのですが，看護師さんはわりと，高齢の患者さんに基準を合わせているので，話をする時の声が大きいような気がします．

全員： ああ〜．

中西： 大きい声だと，横にいても結構聞き取りにくいなあと思うので，もしかして聴覚過敏とかがあると，相当うるさく感じるのではないでしょうか．看護師さんはわかりやすいようにと思って大きな声で話をしているかもしれませんが，大きすぎて逆に聞き取れなくなっている可能性もあります．あと，隣のベッドサイドで看護師さんが患者さんと話をしている声が気になってしまうこともあるように思います．午前中とかは，何人もの看護師さんが同時にそれぞれ受け持ちの患者さんと話をする時間帯があるので，特に気をつけたいところです．

井上： なるほど．話をする環境や時間帯にも気を配らないといけませんね．

木野： チームのラウンドに行っても，大部屋だと向こうで入院の話があり，こっちで退院の説明があって，私たちの話に集中してくれない人は結構いらっしゃいます．

中西： 看護師さんからしたら，はっきりと大きな声で，順序だてて説明をしているので，その説明が通じていないというのは怪訝に思われるかもしれません．

上村： 言われてみると，我々は無意識のうちに，こうした発達障害傾向の人に対しては，小さい声で話しているかもしれません．

全員： そういえばそうですね．

上村： あちらが激昂している場合などでは，こちらは冷静に，トーンダウンしながら話をしていることが多い気がします．

中西： 今の話を聞いて，ふと思ったのが，会話するトーンと説明するトーンでは，少し違うのではないでしょうか？　説明する時は，どうしてもはっきりと，大きな声になりますが，会話だと，そこ

まで大きな声にはならないですよね.

上村: そこを，モノトーンで，全てを大きな声で話すタイプの医療者は気をつけないといけませんね.

木野: 元気な話し方をする人はわりと多いように思います.

井上: 看護師さんに限らず，自分の話し方を振り返ってみることが大事かもしれませんね.

悠里: みなさん，ふだん，書きながら説明をすることはあまりないんですか？

木野: ナースは，書きながら説明をすることは少ないと思います. パンフレットとかがあれば，それを一緒に見ながら説明をするというのはありますが…….

悠里: 入院患者さんではないのですが，私が「お子さんは自閉症ですよ」とか「発達の問題がありますよ」といった告知面接をするときには，親御さんにも同じ特性をお持ちの方がいらっしゃるので，基本的に紙に書いて伝えるようにしています. 以前は，「なぜそのような判断をしたのか，今この段階だから，次にこういう働きかけが必要で，そのためにこんな療育をしましょう」と口頭で話をしていたのですが，多くの方から療育の途中で，「聞いてない」と言われました. 伝えた内容が全然頭に残っていないことがわかったので，紙ベースで書き込んだりチェックしたりして伝えるように変えてから，そのようなことが減りました.

井上: 口頭で説明しながら，同時並行で書くのですか？ 逆に，注意が散漫にならないですか？

悠里: あらかじめシートを用意しておいて，該当するところに線を引いたりチェックを入れたりしながら説明しています.

中西: なるほど. それはわかりやすいですね.

悠里: 発達障害の人の中には，言葉を学習する段階で，単語の意味を限定的にしか理解できていない方もいます. 日本語での会話ですら，共通用語として話していたつもりが，向こうはこちらと違う解釈をしていることもあります.

木野: そうですね. 「これぐらいわかるだろう」と思っていたことが通じていないことは結構ありますね.

悠里: なので，できるだけ患者さんや親御さんベースで話をしてもらったうえで，「それってこういうことですよね？」と返してみて，リピートしたことが「そうです」となれば，そのワードは通じるとわかります．一方で，「は？」とか，「そうじゃなくて」と言われたら，「このニュアンスでは通じないんだな」とわかります．リピートした時の反応を見て，共通認識が持てているかどうか，ある程度のインテリジェンスも含めて確認するようにしています．そして，理解度を確認しながら，なるべく簡潔に伝えるように気をつけています．

上村: 通じる言葉をまず探すということですね．あとは，紙に書くことにもつながりますが，「視覚化する」ということが大切ですね（表3-3）．

表3-3　コミュニケーションのポイント
わかりやすい指示を出す

- 言語指示だけでなく，視覚的な情報も合わせて（指さし，絵，文字などを利用）
- スケジュールをあらかじめ提示する
- 予定の終わりを明確に（時間的・活動的）
- 指示は具体的に，簡潔に，代名詞を使わない
- 変更はできるだけ前もって

悠里: 発達障害の有無に限らず，医療者にとっては当たり前のワードが，一般の方に全く違うとらえ方をされることはよくあります．ましてや，自閉症の特性がある人だと，共通認識の乖離が起きてしまうのは当然と思います．

井上: 共通認識が持てているかどうかの確認が大切，ということですね．結局のところ，「指示や説明が通らない患者」ではなく，「わかるように伝えられていない医療者」ということなのかもしれませんね．

Point!

- 順序立てて全体がわかるように説明する.
- 声のトーンや環境,「視覚化」に配慮する.
- 共通認識が持てているかについて確認する.

2) クレームが多く攻撃性の強い患者

井上: では 2 つ目のテーマ,「クレームが多く攻撃性の強い患者」に移りましょう.

上村: クレームについて,症例を紹介したいと思います.

症例 40 歳 大腸がん 男性

- 高校の先生.進行大腸がんの診断で,緩和ケア病棟に転棟してきた.数日後の夜間のことである.両下肢の浮腫があり足のマッサージを希望しナースコールをした.夜勤の看護師はすぐに訪室したが,ちょうどその時,他の患者からもコールがあったため,看護師は「すぐに戻ります」と言ってその部屋から出て行った.
- 約 10 分後に夜勤の看護師が再訪室した時に,患者から「すぐに戻りますって言ったのに!」と,時間を守らないことについて延々とその看護師に話し続けた.

(大谷弘行.緩和ケア.2018; 28 (5))

こちら,ふだんからきちんと時間の管理をしたり,生徒やその親と十分対話をしている高校の先生です.進行大腸がんで入院した時,夜間になって看護師にリンパ浮腫マッサージを希望しました.看護師は「すぐ戻ります」と言い,一旦ほかの急患対応へ行きました.夜勤の忙しい中,10 分という早さで戻ったにもかかわらず,「すぐ戻るといったのに」と 30 分にわたって看護師を説教し続けました.実は鬼教師だった,というオチです(笑).

悠里: 10 分に対して 30 分ですか? すさまじいですね.

上村: ここで大事なのは,今言ったような方たちが「クレーマー」として処理されないようにすることです.ただのクレーマーとして,

例えば医療安全に回してしまいがちではないでしょうか.

中西： そうなりがちですね.

木野： こういう患者さんには，当院では，対応注意を促す「リスクマーク」がつくこともあります.

上村： もちろん，注意しなければいけないけれど，どういうふうに対処した方が良いのかについて，病棟スタッフと共有するべきですよね.

井上： どのように対処すれば良いのでしょうか？

中西： 例えば，「すぐに」と言うのではなく，「30分くらい」とか，具体的な時間を示すというのも一つです. テーマ1で出た，用語の捉え方の違いの話と同じように，医療者の「すぐに」は，夜勤であれば30分以内に戻ればいいと思っていても，患者さんの「すぐに」は5分以内のことかもしれません.

悠里： その通りですね. ただ，夜間だと，案件によっては，どのくらい時間がかかるか予測不可能だと思います. 看護師さんは，患者さんの気持ちに配慮して「すぐに」と言ったのだと思いますが，もし確実でない場合は，逆に時間について話題に出さない方がよいかもしれません. 30分と具体的な時間を言ってしまうと，確実に30分以内に戻らないと絶対に怒ります. また，「30分くらい」というのも実は危険で，「くらい」という部分は無視されて，30分という数字だけがインプットされてしまうので，不確実な場合は，とにかく時間について何も言わない方が良いのではないかと思います.

井上： なるほど. もし時間を伝えるとしたら，どのようにすればよいですか？

悠里： その場合は，「一般的には，○分で戻れることが多いけれど，難しい場合もあるので，○分経っても戻らないときは，すぐに戻れない時だと思って待っててくださいね」というふうに伝えるのがよいと思います.

上村： 「例外がある」というところまでしっかり伝えるんですね，それはいいアイデアですね.

井上： 一般的な対応・返答をしつつ，プラスαの例外についても伝えて

おく，ということですね.

木野：ただ，「例外的なこともあるんですよ」というのは，受け入れて
　　　もらえるんでしょうか？

悠里：事前に想定に入っていることに対しては怒らないけれど，想定外
　　　のことには怒ってしまう方が多いので，あらかじめ伝えておくこ
　　　とが大切です．医療者は，病院なんだからいろいろなことが起き
　　　て当然だと思っていますが，患者さんはそう理解していない場合
　　　も少なくありません.

上村：「変更はできるだけ前もって伝える」というのが，今の話にあた
　　　るんでしょうね.

悠里：病院では，頻繁に「例外」が起こりますよね？　なので，例外が
　　　起こりうることについてきちんと伝えることがポイントかと思い
　　　ます.

上村：あとは，何か起きてワーッとクレームを言われた時のコミュニ
　　　ケーションとして，医療者側は高いテンションにならず，冷静に
　　　話すことが大事ですよね.

中西：クールダウンしてもらわない限り，対話は成り立たないので，ま
　　　ずは患者さんが怒っておられるポイントや理由をしっかり聞い
　　　て，「こういったことで不快に感じられたのですね，それは申し
　　　訳ありませんでした」と伝えないといけません．先に，医療者側
　　　や病院側の事情の説明を始めてしまうと，火に油というか，本当
　　　にぶつかってしまいます．ただ，どうしても後者になりがちで，
　　　つい「病院なんだから急なこともあるし，すべて予定通りには進
　　　まない」といった内容の話をしてしまう.

井上：すると，「そっちの事情なんて知ったこっちゃない！」となって
　　　しまいますよね.

悠里：謝ることについて，予想外のことで不安にさせてしまった「患者
　　　さんの気持ち」に対して謝るという部分を明確にするとよいので
　　　はないでしょうか？　事情があることについてはどうすることも
　　　できませんし，別に医療者が間違ったことはしていないので，実
　　　際には謝る必要のない部分です．「そんな気持ちにさせてしまっ
　　　てごめんなさいね」とか「すごい痛かったのに待たせてごめんな

さいね」というふうに伝えるのを意識するとよいと思います.

井上: 実際に，やむを得ない事情があったわけですしね.

悠里: 医療者は誰も遊んでいるわけではないし，正しい行動をしていますから，事情については堂々としていればよいと思います.

中西: ついつい，事情を説明してしまいがちですが，気持ちにフォーカスするということですね.

木野: とても参考になります.

悠里: クレームは，不安の裏返しのことが多いですよね. うちのクリニックでも，待ち時間のこととかでクレームを言う方がいますが，多くの方が何らかの不安を抱えています.「こう伝えていましたよね？」と，事実確認ばかりしてしまうと，火に油を注いでしまいます. 基本的には，何が不安なのかを対話の中で見つけて，そこを解決するとうまくいくことが多いようです. 待ち時間に対してクレームがあっても，実は別のことが心配だったとか，意外な理由のこともあります. 想定が崩れることが大きなストレスになる特徴があります. 事情を聞いて一旦共感し，できる範囲の努力をすると納得されます.

井上: 医療者が考えていることと，患者さんが求めていることは，必ずしも同じとは限らないので，十分確認することが必要ですね.

・Point!・

- あらかじめ「例外がある」ことを伝えておく.
- 患者には「患者の不快な気持ち」に対して謝る.
- クレームは不安の裏返しのことが多い.

3）急にパニックになって混乱する患者

井上: 3つ目のテーマは，「急にパニックになって混乱する患者」です.

悠里: パニックになってしまったら，すぐには手がつけられなくなるので，できる対応は限られてしまいます. まずは，パニックを起こさせない工夫が大切です.

井上: パニックを起こさせない工夫として，発達障害がベースにあるか

どうかによって，違いがありますか？

悠里：見通しや心の準備ができるようにコミュニケーションを取り合う
という点では基本的には一緒ですが，発達障害の人の場合，でき
るだけ情報量を少なくすることも大切です．もともと思考のキャ
パシティが狭いので，刺激が多いと処理がしきれなくなります．
入る情報量を制限してあげるのが良いと思います．

上村：そうすると，テーマ2と3では，理由というか，患者さんの背景
は一緒ですよね．急な予定変更だったり，想定外のことへ処理が
できない状態ですよね．ここで1つ症例を紹介します．テーマ2
で挙げた高校の先生です．

症例 40 歳 大腸がん 男性
- また，ある日にはその患者に対するリハビリテーションが予定され
ていたが，リハビリの先生が病気で急遽休みとなったためリハビリ
開始は延期となった．
- しかし，「このままだと体力が落ちてしまう」と患者は混乱してし
まった．私たち医療者は，あまりの患者の混乱様に狼狽えてしまっ
た．

（大谷弘行．緩和ケア．2018；28（5））

入院中にリハビリをしていたのですが，ある日リハビリの先生が
インフルエンザで急に休んでしまいました．すると，「今日リハ
ビリができないと，体力が落ちて，退院できなくなるのではない
か」と大混乱です．これを防ごうとしたら「リハビリの先生はイ
ンフルエンザにはなってはいけない」というレベルの話で，防ぎ
ようがありませんので，対応でどうにかするしかないですね．

悠里：その患者さんの良い所は，自分が何を心配しているか，すごく明
確に話してくれていることです．

上村：ただ，実はこの理由を聞き出すまでには相当な時間がかかりまし
た．最初は，もうとにかく「どうしよう．誰がリハビリをしてく
れるの？」と激しいパニックでした．代わりのリハビリの先生を
手配できなかったのは申し訳なかったのですが，「今日1日くら

い，リハビリをしなくても大丈夫」というニュアンスでみんな対
応をしていました．ところが，患者さんは「今日，1日リハビリ
をしないことで体力が急激に落ちてしまう，退院ができなくなっ
てしまう」という認識で，それがパニックの原因だったんです．
ここで，例えばそもそもの誤解を私たち医療者が拾い上げ，修正
というか，正しい情報を伝えて，認知の再構成を促すというのは
ポジティブな関わりですか？

悠里： もちろん，ポジティブな関わりだと思います．あと，「自分で簡
単にできる○○も，リハビリ効果がありますよ」という代替案を
提示してあげることも有効です．

上村： なるほど！　ベッドの上での空中自転車こぎ，とかですね．た
だ，ずっとやり続けてしまいそうで心配ではあります．

中西： パニックがクールダウンして落ち着いてきた時に，パニックを起
こしている核心の部分がわかってきますよね．それに対して説明
を加えることで認知の再構成を促し，代替案を提案する，という
プロセスですね．そのように対応すると，もしまたリハビリの先
生が休んだとしても，パニックにならないための予防につながり
ます．

悠里： そうですね．ワーッとパニックになっている最中には，何が心配
なのか，何がパニックの原因なのかは，残念ながらすぐにはわか
りません．一旦クールダウンしてもらわないと．感情の温度が
90度以上の時は対話にならないし，そこで代替案などを提案し
ても，どのみち全て拒否されてしまいます．そうすると，冷静に
なってからもその代替案は使えなくなってしまうので，パニック
の時には余計な提案をしないほうがいいかもしれません．

木野： 感情の温度が90度というのは，どういうことですか？

悠里： 沸騰寸前のところまで激昂している状態の例えです（笑）．そう
いった状態の時は，下手に説明や説得をすると，相手はそれをは
ねのける論理を必死に展開して，結局「それは嫌だ，それは違う」
という論理を強化してしまうので，そこでは基本的には説得をし
ようとしない方がいいと思います．

井上： では，どうすればよいのですか？

悠里：例えば，「確認してきますので，それまでお待ちください」と伝えてその場を離れ，少し時間をあけてから再度面接することです．長時間ずっと怒りのピークを維持し続けていられる人はそういませんし，疲れてトーンダウンしてくると，怒りという二次的な感情にマスクされた焦りや不安が，本人にもだんだん見えてきます．待ってもらう時に，「相談がスムーズに進められるように，心配なことを箇条書きしておいてくださいね」と言い残しておくと，次に見に行くときには「だって先生，あれがこうでああで，だからこれが心配なんだよ」と話してくれたりもします．すると，そこから介入ができるようになります．

上村：なるほど．発達障害というと，ともすれば「見える化」などばかりが強調され，サポーティブな一般的コミュニケーションが抜け落ちてしまいます．とにかく，「構造化をして，がっちり限界設定をする」となりがちで，もしかするとそれも問題かもしれないですね．

悠里：イギリスの自閉症協会が，自閉症の人への対応の原則として，「SPELL」を提唱しています．これは，Structure（構造化），Positive approach（肯定的な対応），Empathy（共感），Low arousal（低刺激：刺激を少なくする），Links（連携）の頭文字を取ったものです（表 3-4）．

表 3-4　英国自閉症協会（NAS）

> 「自閉症の人は，健常者とは違った独特でユニークな才能を持つ．
> だが，それを生かせるのは適切な支援があればこそ．
> 支援がなければたちまち障害者となってしまう．
> 障害者となるかならないかは，適切な支援があるかどうかによる」

<NAS の支援原則>
S　Structure（構造化）
P　Positive approach（肯定的アプローチ）
E　Empathy（共感）
L　Low arousal（低刺激・穏やかな対応）
L　Links（連携）

上村：やはり，Empathy（共感）が強調されているのですね．

井上：この「SPELL」はわかりやすいですね．パニックにならないようにするには，Low arousal（低刺激）が重要なのでしょうか？

悠里：その通りです．Low arousal というのは，「情報量が多いと，彼らは処理しきれず苦しくなってしまう」ことを意味しています．大声や感情的な対応も情報過多となります．

井上：なるほど．発達障害の人にとって，情報は刺激になってしまうのですね．

悠里：そうなんです．感覚情報も意味情報も，全て「刺激」と言えます．発達障害の人は，実行機能が弱いことが多く，使える意識の領域がすごく限定されているので，簡単にパンクしてしまいます．

中西：実行機能とは，①計画の立案，②ワーキングメモリ，③行動の柔軟性，④反応の抑制，の4つでしたね（表3-1）．

悠里：その通りです．ここでポイントなのが，ASD も ADHD も，ひと言で実行機能が弱いと言っても，どこが弱いかが違っています．今いるところからゴールするまでにやるべきことや到達点までの地図を思い浮かべた時に，ADHD では，見えている範囲が狭く，目に見える一番近いところに行ってしまう傾向はありますが，ゴールまでの効率的な行き方とか，経るべき中継点などは理解できています．実行機能として，プランを立てることには困らない人たちです．

木野：わかりやすいです．ASD はどうなのですか？

悠里：ASD では，プランそのものをうまく立てられないので，関係のないところも自分の興味と優先順位で中継してしまったりして，なかなかゴールに到達できません．

上村：テーマ1で私が例として挙げたような，医療者の指示の1つ目に意識がフォーカスしてしまい，全体が聞けていない人ですね．

悠里：そうなんです．ADHD タイプの人は全画面表示というか，全体像を見せて，「こうだったよね？」と言ってあげれば，「ああ，そうだった」と自分で簡単に方向修正できます．ところが，ASD の人は，視野が狭いだけではなく，1個の中継点だけを虫眼鏡でグッと寄って見ている感じなので，全体像を見せて，他の道・中

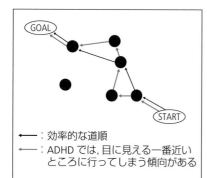

ADHD の場合

地図の全体図

←— ：効率的な道順

←— ：ADHD では，目に見える一番近い
ところに行ってしまう傾向がある

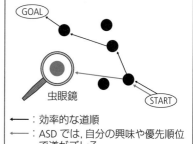

ASD の場合

地図の全体図

虫眼鏡

←— ：効率的な道順

←— ：ASD では，自分の興味や優先順位
で道がズレる

● ：ASD では，1 個の中継点にフォー
カスして，全体が見えなくなる

図 3-2

継点があると伝えても，本人に見えるものがなかなか全体像に切り替わらない時もあります．なので，全体像を見てもらうためには，やっていることそのものをやめさせることが必要です．何かに執着しているときに，違うことへ変えさせようというアプローチはたいてい失敗してしまいます．一回，全く別のことをして場面を変えた後，全画面から話を始めてあげたほうが伝わりやすいです（図 3-2）．

全員: なるほど！

井上: われわれは，SPELL をおそろかにしがちだったかもしれませんね．

上村: われわれは，SPELL ミスをしていたんですね（笑）．

・Point!・

- パニックになっている時は，いったん時間をおいてクールダウンを促す．
- 「SPELL」を対応の原則とする．
- 情報量が多くなりすぎないように注意する．

JCOPY 498-22920

4）感覚（痛みや音など）に過敏な患者

井上：4つ目のテーマは，「感覚（痛みや音など）に過敏な患者」です．

上村：これは，ここまでの話でもずいぶん出てきましたね．

中西：テーマ3で悠里先生がお話しされた「虫眼鏡」も，まさに感覚の話に通じますよね．一つの感覚にすごくフォーカスしてしまう．

上村：量的な問題ではなく，そういった質的なパターンもあるんですね．

悠里：よくありますね．

中西：そこに寄ってしまってうまく切り替えられないので，例えば痛みの感覚だけに注意が向いてしまう．

井上：感覚過敏は，強く感じるだけではなくて，そこにフォーカスしてしまうということなのですね．

上村：固執ですね．「感覚入力による過敏性」と「普通以上の関心」，ということだと思います．対処としては，こちらが保護的に接するしかないですか？

中西：例えば，周りの音がうるさければ，別の静かな部屋に移動するといった環境調整が可能ですが，腹痛とか，その人の内部の感覚に虫眼鏡的に寄ってしまっているときは，環境調整でどうにかできるとは限りません．そうしたケースの方が，対応は難しい気がします．

井上：確かに，「感覚」とひと言で言っても，音と痛みとでは全く別物ですね．音は外からの刺激だから対処できるけれど，痛みは本人の感じ方ですから，難しいですね．

悠里：ただ，やっぱり2，3個のことを意識の中で同時に深く扱うことはできないので，うまく他の自己刺激に気を逸らしてあげるのが有効ではないでしょうか．

上村：なるほど，めちゃくちゃ強いにおいを嗅いでもらうとか？（笑）

悠里：それもあながち間違いではなくて，アロマとかが妙に効く人がいるのは，そういうこともあるかと思います．

上村：そういう，フォーカスしてしまっていることからの変換というのはできるんでしょうか？

悠里：強く否定されると，かえってそこに固執・フォーカスしてしまうので，とにかく，「そうですよね」と感覚に関しては「あなたの

言う通り」という感じで受容した上で，別の感覚への転換を促す，ということです．

木野: まさに先ほどの SPELL（表3-4）の E，Empathy ですね．

上村: なるほど，これが Empathy ですね．

悠里: 共感して，「そうだね，つらいから，そこから逸らす方法として，こんなことがあるよ」というふうに持っていく．

上村: この SPELL は，時間軸としてもこの順番になるのですか？

悠里: いや，時間軸は順不同です．

井上: 接し方・対応の基本5原則，ということですね．

木野: 痛みの感覚過敏について，私が経験したケースを紹介します．抗がん剤を投与中の若い乳がんの患者さんで，痛みにすごく過敏で訴えが多く，看護師が「この患者さん，クレームが多くて，いつも『痛い，痛い』と言っているんですよね」と，まるで腫物に触るかのように接してしまう．患部を温めたり，冷やしたり，一生懸命お話をして少しでも気を紛らわそうとしましたが，ケアにすごく難渋しました．

上村: 医療者の逆転移について，この辺りで取り上げますか？ つまり，ここまで4つのテーマを見てきて，指示や説明が通らない，クレームが多い，すぐパニックになる，そのうえ感覚にも過敏な人を，「めんどくさい患者」「対応したくない患者」という扱い方にしてしまっている医療者について，ピアカウンセリングすることが重要だという話です．特に，中西先生が関わっている領域ですよね．

中西: よくないパターンとしては，まさに今言われた通り，いろいろな対応をしても奏効せずに，どうしていいか困っている．そんな中で，最近はテレビや一般書でも発達障害の啓発があるので，いわゆる「ラベル貼り」が起きてしまうことです．

上村: そう，「あの人ハッタツだ」とか「アスペだ」とか言ってしまう．

中西: それで，心理士や精神科にコンサルトをして，「あの患者さんはきっと発達障害だから，自分たちにはわからない．あとは専門家にお任せします」と白旗を挙げて，必要最低限のケアしかしなくなってしまう．会話もなくなるし，SPELL で言うところの共感

やポジティブな関わり合いも欠如してしまうというのがよくない例です.

木野：確かに,「私たちでは手に負えません, どうにかしてください！」みたいな反応になってしまうこと, ありますね.

中西：そうしたピリピリした緊張状態になっている時には, まずはチームで集まってカンファレンスを開き, 困っていることをヒアリングして, スタッフを労うことがファーストステップです.「本当に皆さん大変ですし, お困りかと思います」と, 受け持ちやプライマリの看護師だけでなく, チーム全体の共通の困りごととして共有することで, 少し不満やストレス, 負担感を和らげることができます. その次の段階として, 患者対応を考えるべきだと思います.

悠里：パニックの時の対応と, 全く同じ手順ですね.

中西：一緒だと思います. スタッフであっても, 疲れたり興奮しているときに「こうしましょう, ああしましょう」とコンサルテーションチームが提案しても,「そんなことはそっちがやってください. 私たちはもういっぱいいっぱいです」と拒否されてしまいます.

井上：「もうやってます」と言われてしまうこともありますね（笑）.

中西：なので, まずはスタッフを労って, その上でどうやって対応するか, その患者にどう接したらいいのか, 取扱説明書のようなものをみんなで考えるようにしています.

井上：いわゆる,「トリセツ」ですね.

上村：わかりやすい指示を出すというのは, もちろん患者さんに対してというのもあるけれど, 看護師さんやスタッフに対して, という面もあるということですね. 確かに, 専門家ではないから, どうしたらいいかがわからなくて困りますよね.

中西：「この人に対しては, こういう方針でケアしたらいいのではないか」という意識を共有することが大事だと思います. その際, 私は, 患者さんの特性や関わり方について, 解説者の役割をすることも必要と感じています（図3-3）.

悠里：モデルを示すということも有用です. やったことがないことや, できた経験がないことをするのを, みんなすごく怖がります. 特

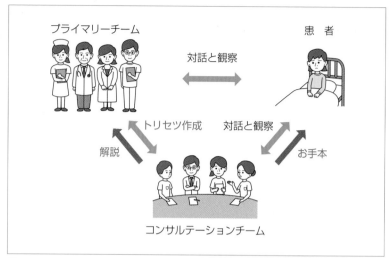

図 3-3　コンサルテーションチームは「解説者」になる

　　　に看護師さんは，失敗するのが怖いので，やったことがないこと
　　　を嫌がるかもしれません．失敗すると，患者さんに怒られるか，
　　　医師から怒られるかどちらかで，怒られるくらいならやらない，
　　　となりがちで，どんどん消極的になってしまいます．なので，誰
　　　かが「この取扱説明書に則って，先陣を切ってやってみるね」と
　　　前例を作り，うまくいった姿や道筋を示してあげると，チームの
　　　雰囲気も変わるかもしれません．

木野：私は，何か困りごとを相談されたときに，患者への話し方とか対
　　　処方法を，まずお手本としてやって見せるようにしています．そ
　　　れで，「こんな感じだと上手くいくみたいよ」と言うと，スタッ
　　　フも「うーん，じゃあやってみますね」と徐々に関わり合いを受
　　　け入れてくれます．そこで，「でも，何かあったらまた呼んでね」
　　　と，逃げ道というか，頼れる存在が常にあると安心してもらえる
　　　ようです．そうすると，チーム全体のフラストレーションや熱が
　　　ちょっと下げられる気がします．

上村：みんな，矢面に立ちたくない気持ちになっていますもんね．

木野：みんなの嫌なことを一回引き受けるというステップのあと，お手
　　　本を示すのが効果的かなと思います．

井上： さすが，リエゾンナースですね．もしもうまいかなかったら，ま
　　　 たみんなで考えたらいいわけですよね．

木野： クレームが多い患者さんや怒る患者さんは，スタッフから「木野
　　　 さん，行ってください！」と頼まれることがあるので，そんな感
　　　 じで対応していますね．

悠里： 特に，非常勤や新人，コメディカルが対応すると，すごく攻撃さ
　　　 れてしまうみたいです．面白いのですが，自閉症タイプの人は，
　　　 関係ができていない人に対しては際限なく攻撃できてしまったり
　　　 するんです．受付の職員とかは，何度も顔を合わせていても激し
　　　 く罵られたりします．その直後に，診察室に入ってきたらものす
　　　 ごいにこやかに，嬉しそうに，「先生，こんにちは！」みたいな
　　　 反応になることもよくあります．なので，スタッフに対してあら
　　　 かじめ，「何かあったら，私が前に出るよ」と一言添えるだけで，
　　　 スタッフの雰囲気や安心感が段違いに変化すると感じています．

· Point!

- こだわりに共感した上で他の感覚への転換をうながす．
- 患者の特性を踏まえて「トリセツ」を作ってみる．
- コンサルトされた場合，解説者やお手本の役割を意識する．

5）話が長くて脱線する患者

井上： 続いて，「話が長くて脱線する患者」です．

中西： これもいらっしゃいますね．何か質問すると，その患者さんの人
　　　 間関係だったり，前置きの部分がたくさんあって，ちょろっと本
　　　 題についての話も出るんですが，その補足説明がやたらと長かっ
　　　 たりします．

悠里： 全部を言わないと，気が済まないんですよね．

上村： どんどんわかり辛くなっていきますね．

中西： しかも，補足説明をしているうちに，別の話が始まってしまうこ
　　　 とがあり，初めは相手の話をブツブツと切るわけにいかないの
　　　 で，関係を構築するまでは，できるだけ聞こうと努めますが，時

間にも限りがありますよね．最近私は，「ごめんなさい法」というものを編み出しました．

木野: それって，どういう方法なんですか?

中西: 話の途中で，「あ，ちょっとごめんなさい，今の話のこの部分って，どうでしたっけ?」と本題に関わることを聞き返すと，相手の方も話が脱線していたということに気がついてくれます．こちらが「ごめんなさい」と言うと，相手も「ごめんなさい．関係のない話をして」と言われるので，もう一度こちらが「いえいえこちらこそ，話の腰を折ってしまってごめんなさい」と言います．このやり取りをはさむと，嫌な感じにならずに本題に戻すことができます．これを私は，勝手に「ごめんなさい法」と呼んでいます．

井上: いいですね，それ（笑）．

上村: やっぱり，認知症とは違いますね．あ，ごめんなさい，これは脱線ではないですよ（笑）．スタッフも，認知症と発達障害とで，対応を変えないといけない部分があるということですね．認知症の人に対して，「ごめんなさい」と言って聞き返しても，本題には戻れないでしょう? 発達障害であれば，話が逸れていた事実に気づくことができるかもしれないということですよね．

悠里: 「ごめんなさい法」，使わせていただきます!

中西: 「ごめんなさい」のやり取りをして，本題に戻しても，また脱線してしまいます．でも，逸れるたびに，テニスのラリーではないですが，何度かこの「ごめんなさい」のやり取りをして話を戻すうちに，「ごめんなさい」とわざわざ言わなくても，「ちょっとお話を戻していいですか」というだけで，相手もいちいち気にせずにスッと話を戻すことができるようになります．一度やり方が出来上がると，割とスムーズにいくようになります．

井上: なるほど，「ごめんなさい」という言葉の響きも，患者さんにとって受け入れやすいのかもしれませんね．

中西: 結局のところ，話が逸れやすかったり，枝葉末節が多いこと自体をどうこうしようとするのではなく，お互いに嫌な気分にならずに話を本題に戻しやすくすることを心がけています．

木野： 私は，そういった話が長くなって焦点が絞れない人に対しては，出た話題やキーワードを紙に書きつつ，焦点が逸れてしまった時は本題の部分を指して，「これについてなんですけど」と聞くようにしています．全体図の中で，今ここにいます，というのを見せながら進めるのも効果的かなと思いますし，紙に書くと共有しやすい気がします．

井上： 視覚化は大事ですね．

上村： あと，こちらの質問がオープンクエスチョンだと，延々と違う話をしたりという傾向があります．

井上： そうですね．オープンクエスチョンだと，こちらが聞きたい話はなかなか出てこないですね．

上村： というか，オープンに質問すると，「それ，何のことですか？」みたいになることもあります．「どうですか？」と聞いたりすると，「何が『どうですか』なんですか？」となりますよ．

木野： 確かに！ 逆に怒ってしまいますよね．例えば痛み止めの効果を確認する際，「痛みはどうですか？」と聞いてしまうと，「痛いに決まってんだろ！」みたいに．

井上： 外来に ASD の患者さんが来た時に，「調子どうですか？」も通じませんね．

上村： ダメですね．「今日は声が高いです」とか答えます（笑）．「その調子じゃないよ！」とツッコミを入れたくなってしまいます．言葉の誤用が多いです．また，心の声を口に出してしまうので，初対面の看護師さんにいきなり「太っているね」と言ってしまったりもします．

全員： ああ〜，ありますね．

上村： こういったことも，スタッフのストレスや陰性感情につながっているのではないでしょうか？ 例えば，発達障害の患者さんが新人のナースに対して，「あなたの言うことは，論理だけで，感情が入ってないね」といった指摘をすることがありますが，それがあながち間違っていないわけです．そういわれても仕方ないというか，物事の核心を突いた発言も多いです．

木野： 「あなたは点滴が下手だから，いやだ」とかありますね．

上村: スタッフは悲鳴モノですが，確かに一理あるな，ということも多いということですね．

井上: 発達障害の人は，まじめで裏表がない，隠し事ができない方が多い，ということでしょうか．

・Point!・

- 「ごめんなさい法」
- 話が長い場合は紙にキーワードを書いて話の焦点を戻す．
- オープンクエスチョンを多用しすぎない．

6）病状の深刻さが伝わらない患者

井上: では，6つ目のテーマ「病状の深刻さが伝わらない患者」に移りましょう．

上村: 例えば，医師ががんの告知をしたにもかかわらず，変に楽観的にみてしまうという患者さんがいます．

悠里: 「でも，治るんですよね」みたいに捉えるということでしょうか？

井上: そうですね．いくら病状が進行していることを説明しても，一部しか入っていないように感じることがあります．

中西: 告知した病状の深刻さが伝わっていないので，医師は看護師から「きちんと病状が伝わっていないみたいなので，十分説明してく

表3-5 深刻味が伝わらない場合
→総合的アセスメントが必要

STEP 1	せん妄の有無を確認
STEP 2	認知機能の程度を把握
STEP 3	他の精神疾患 （うつ病，認知症，適応障害など）を確認
STEP 4	防衛機制としての否認と怒りの有無を確認
STEP 5	発達障害特性の有無を確認
STEP 6	普段の発達障害の特性を考慮した関わり 否認がある場合は，直面化を急がない

（齋藤　円．緩和ケア．2018; 28（5））

ださい」と何度も言われるというのがよくあるパターンです．この問題の難しいところは，発達特性の話とは別に，告知内容の深刻さゆえに，否認してあえて理解しないようにする防衛機制がはたらきうる点です．

上村： その通りです．この「深刻さが伝わらない」ということに対しては，本来医学的なアセスメントをきちんと行う必要があります．例えば，せん妄で全く認識がないとか，深刻さを理解できる認知能力がもともとないとか，うつ病で深刻な情報を放棄する場合もあります．

でも，一番多いのは，中西先生がおっしゃったように，否認だと思います．「予後3か月」と言われても，「まさか，そんなことはないだろう」とほぼ潜在的に自分の中で決め込んで，事実を受け入れない，というパターンです．今言ったようなケースを除外した後で，初めて発達障害云々の話になるのではないでしょうか．

もし否認の場合だったら，医師が深刻な病状について再度IC（インフォームド・コンセント）するのは完全にドボン，逆効果です．

井上： なるほど．順序立てたアセスメントが必要ということですね．その上で，やはり発達障害の特性のために深刻さが伝わらない，という人もいるわけですよね？

中西： そうですね，以前，病状の進行スピードが速く，なるべく早く抗がん剤での治療をしなければいけない肺がんの患者さんがいらっしゃったのですが，抗がん剤の副作用が気になるという訴えが強く，なかなか治療が始められませんでした．医療者としては，抗がん剤の反応を見ないことにはわからないし，治療を先延ばしすると予後がどんどん悪くなってしまうので，何度も治療を始めることの必要性について説明するのですが，「いや，副作用があるなら抗がん剤は嫌です」となってしまう．若い方で，脳に転移はありましたが，認知機能の評価では問題がありませんでした．はじめは，スタッフの間でも「否認だろうか」という声が出ていたのですが，抗がん剤以外でもいろいろこだわりがある患者さんだったので，もしかすると，と思ったケースです．

木野： 今すぐに起こりそうな副作用の方が本人にとっては大きな関心事

で，フォーカスがそこに向かってしまうんですね．先々のことがイメージできないというのは，ここまでみてきたテーマと同じで，対応が難しいですよね．

井上：どのように対応したのですか？

中西：その方の場合，「患者・医療者」「患者・家族・医療者」「家族・医療者」「患者・家族」などと組み合わせをいろいろ変えて，何回も話し合いを重ねてようやく納得され，治療が開始できました．

井上：うまく家族を巻き込んだかたちですね．

中西：そうですね．いつも意識しているのですが，家族や親族の中に本人にサポーティブな方がいたら，その方に「これまでどう関わってきたのか」を尋ねるなど，家族と連携してケアをするようにしています．

上村：やっぱり，深刻な病状を潜在的に受け止められない否認傾向にある人や，怒ったりパニックになったりする人など，色々なタイプがありますが，それを正確に見きわめるためには家族に情報をヒアリングするのが重要かと思います．

悠里：あと，発達障害の人は，自己感や感情が未分化なまま大人になっていることが多いので，心理的なことを扱ってもうまくいかない場合があります．「深刻さ」という感情に関わる事柄であっても，どちらかというと「感情」の面から攻めないで，「理論」に着目してアプローチしたほうがうまくいくように思います．「先のことが心配ではありませんか？」ではなく，「この治療の方があなたにとって得だよ」というほうが「確かにそうかもしれないですね」とスムーズに納得してもらえたりします．案外，「心配」というのは響かない場合が多いです．

上村：ちょっと理系的なアプローチが良いということですね．ナラティブよりエビデンス！

中西：「この薬・この治療が奏効すれば，今あなたが困っている痛みがこうなると報告されています」みたいな感じでしょうか．食事がとれるようになるとか，その人のメリットになることを具体的に提示してあげることが大切ですね．

井上：確かに，ロジカルな説明の方が入りやすいように思います．

悠里： 副作用だ何だとあれこれ言っていたわりに，「この薬を使った方が治療期間短くて済みます」とか，「こっちの方が薬価も安いんですよね」とかいうと，「じゃあそっちで！」となることもあって，逆に「そこが響くの？」とこっちが驚くこともあります．薬の値段にこだわる人は結構います．

木野： 数字の情報は理解しやすい，ということかもしれないですね．

悠里： ただ，理論的な説明を意識するあまり，人間味のない冷淡な伝え方になってしまわないよう，Empathy と Positive approach は忘れないことが大切です．

井上： なるほど．ここでも SPELL が重要ということですね．そのほか，対応の工夫はありますか？

上村： 深刻な病状を伝えられた時にそれを受け止められない，というのは，「大きなライフイベントに対する反応」とも考えられます．その意味では，本人はこれまでの人生において，似たような経験が少なからずあるはずです．進行がんと告知される以外にも，例えば失業するとか，失恋するとか，あとは学歴が高い人が多いので，試験に落ちるとか就職浪人するとか．そのような時，同じようにすぐには事の深刻さを受け止められなかったとしても，それでも今日まで生きてきたわけで，つまり危機を乗り越えてきたわけです．過去に，どうやって危機やつらいことを乗り越えてきたのか，という点は，参考になるのではないでしょうか？

井上： 本人の苦労話を聞くことで，どのようなコーピングスタイルを持っているのかがわかると，それが参考になる，ということですね？

上村： そうですね．過去のコーピングは，医療者が対応を考える時に役立つと思います．

悠里： 確かに，経験したことがないことを想像するのが苦手な方たちなので，先のことを想像してもらおうというスタンスでは難しくて，過去の経験を思い出してもらうほうが良いと思います．

- 深刻さが伝わらない場合は否認の可能性を考える.
- 「理論」や「理屈」で説明したほうが納得されやすい.
- 関わり方については家族からの情報や過去のコーピングが参考になる.

7) 病棟のルールが守れない患者

井上: 最後のテーマは,「病棟のルールが守れない患者」になります.

上村: これは, かなりたくさんいるんじゃないでしょうか. タバコを吸う, 何かを持ち込む, 面会時間じゃない時に友達を呼ぶ, 外出時間を守らないなど, ありとあらゆるルール違反がみられます. 発達障害の場合も, パーソナリティ障害の入院対応としてよく言われる,「医療的な関わり」と「病棟のマネジメント」を両立しないといけないシチュエーションがあるように思います. 発達障害の診断基準 (DSM-5) にも,「社会的・情緒的な相互関係の障害」と書かれていますよね.

井上: 昔,「パーソナリティ障害」と診断して治療していた患者さんって, 当時そんな概念は持っていませんでしたが, 今考えると発達障害の人が一定数いたようにも思います. 症状が似ているので, どんな位置づけなのかわからなくなることがありますよね.

上村: ASD とパーソナリティ障害の明らかな違いとしては, 例えば, 本人が理想化していた看護師から意にそぐわない対応をされると, 突然こき下ろしたり, 病棟でリストカットをしたりと, そういったパーソナリティ特性をコミュニケーションの唯一の手段として使っている人は, ASD にはあまりいないように思います. もう少し, 穏やかに定められたルールをはみ出しているような人が多い気がします. ただ, 構造化と限界設定といった, 基本的な対応については, どちらも同じかなと思っています.

井上: 構造化と限界設定について, もう少し詳しく教えてください.

上村: 構造化とは, 治療やケア内容に枠組みをつくり, 中立的なわれわれの立場を守りながら, 治療目標を具体的に設定する枠組作りのことを指します. そして, 医療者への依存が高い傾向がある場合

は，患者側の治療責任の配分を大きくする．例えば，子宮頸がんの後の放射線治療中に無断で外出した場合などは，「予後延長につながる追加治療について，それをするかどうかの選択は，あなた自身で決めて下さい」などの形で限界設定しますね．病棟スタッフは巻き込まれることが多いと思いますが，先生方はいかがでしょう？

中西: ルールが守れない患者さんの場合，コンサルテーションチームや心理士よりも先に医療安全部の方へ連絡が行っていることが多いです．

井上: 病院としての対応，ということで処理されてしまうのですね．

中西: ルールの逸脱は，場合によっては医療安全部の判断で強制退院になってしまうこともあります．

上村: そうですか．難しいですね．本来，医療を提供しなければいけない患者さんなわけですから，強制的に帰してしまうというのは不本意ですね．私は，発達障害や知的障害の精神鑑定に携わることがありますが，発達障害は正常知能で，責任能力がある人がほとんどだから，医療契約について自己決定能力はあるわけです．一般的に，ルールが守れない患者さんは医療契約が破綻しているので，病院が医療を継続する義務は生じないと考えられます．一方，知的障害で意思決定能力のない方だと，例えば隣の認知症のおばあちゃんのものをパクパク食べたとしても，退院させることはなく，治療は継続しますよね．発達障害は本人の判断力が保たれているからこそ，対応が難しいのだと思います．

井上: その意味でも，構造化や限界設定が大事ということですね．その他，いかがでしょうか？

木野: このテーマで私が思い出した方は，多動傾向の患者さんです．入院のオリエンテーションをしても部屋にほとんどいなくて，院内をウロウロしてしまい，指示した検査を受けてもらえませんでした．他の患者さんにやたらと話しかけてしまうこともあって，すごく具合の悪い人のベッドサイドに行ってまでずっと話し続けたりして，スタッフが間に入ると今度はそのスタッフが捕まるということもありました．

上村： 事がいろいろと起きてしまってから対処するのだと，相手も「これまでは許可されてきたのに，何で急に？」となるので，最初に何か逸脱行為があったときにこちらが気づいて，早めに対処しないといけない気がします．

木野： ただ，最初はちょっと変だと思っても，どうしても様子を見てしまいますね．「変かも？」「変だなあ」「やっぱり絶対変だ！」という段階にならないと踏み切れない部分があります．

井上： その意味では，発達障害に対するアンテナの感度を高めておいて，「変かも？」という気づきを大切にしなければいけませんね．

悠里： ルールを守れないという話ですが，ASD の人は，ルールの理由を知りたがることが多い気がします．日常生活にはないルールがどうして今必要なのか，その説明をしてほしいと思っているんです．「前の病院ではそんな決まりはなかった」「誰にも迷惑はかけていないし，自分の治療には影響はない」と言う患者さんもいると思いますが，その言い分も，本人の狭い論理の中では必ずしも間違ってはいないんです．けれど，実際にはそこで治療を受けているほかの患者さんがたくさんいることや，さまざまな職種の人が働いているのでそういうルールになっているということについては想像が及ばないので，ルールが守れないのだと思います．そのルールを守らないといけない理由について丁寧に説明するところに手間がかかりますが，一度納得したことについては逆にしっかりルールを守ってくれる人が多いです．

上村： ルールは病院の都合であるわけだけれど，理由について説明しなければいけないということですね．

悠里： あなたの言い分はわかるし，こちらも変えてあげたいけれど，どうしてもそういうわけにはいかないので，協力をお願いします，というふうにしてますね．守る・守らないだと，一方的というか，本人の中で「やらされている感」がありますよね．発達障害の人は「やらされている感」が大嫌いな方が多いので，単に「守るように」と言うだけではなかなか聞いてくれません．

上村： そうですよね，患者側の裁量を多くして「自分で選んでください」というスタンスがやっぱりいいですよね．

悠里： 最終的に自己決定の形に持ち込んだことについては徹底して守ってくれる人たちなので，そこは気をつけますね．

上村： でも，一度リセットして仕切り直すのもアリだと思っています．つまり，「じゃあ，今日は帰っていただいて，ルールや治療に同意できるなら，また来てください」というと，戻ってくるケースが多いように思います．

悠里： 家で冷静になって考えてみると，やっぱり治療が大事だとわかりますよね．

上村： 具合が悪いわけだから，治療しないと苦しいので，「すいません，やっぱり……」と戻ってきます．そうすると，こちらが，「ルールを守ってください」というのではなく，向こうから「ルールを守るので治療してください」と頼む形になるので，こちらの言い分も聞き入れてくれます．

井上： つまり，自ら治療の必要性に気づいてもらえると，対等な治療契約を結べるようになるわけですね．

悠里： 「患者様」にしすぎないのが大事かもしれません．対等，大事ですね．

木野： 確かに，ここ10年，20年で，風潮として「患者様＝お客様」のような接遇が求められていますね．

上村： あくまでも，「病気を治してください」と困っている人に対して，私たちが医療を提供するという構造を立て直すということがポイントですね．

Point!

- 「構造化」と「限界設定」
- ルールを伝える際にはその理由も一緒に説明する．
- 「対等な治療契約」を意識する．

Column

私が妊婦さんから教わったこと

永井美緒（松山赤十字病院精神科・心療内科）

　私は急性期総合病院でリエゾンに特化した精神科診療を行っていますので，その中で出会った不安でいっぱいな妊婦さんが，頼もしいお母さんになられた姿を記したいと思います．

　孤独で不安な育児の中，「思うようにいかないことばかりで子供に手をあげそうになる」という悩みを打ち明けてくれた方がいました．その方は予定外の第2子妊娠がわかり，これからの育児にすっかり自信を失っておられました．成育歴を丁寧に聞くと，発達特性として理解できそうなエピソードが多く聞かれたので，私から「こんな症状を持つ方もおられるけれど……」と，一般的な発達障害の症状について話題にしたところ，「私とそっくり！　私みたいな方がほかにもおられるんですか？」と驚かれていました．「いくら頑張っても兄弟に比べて私は『怠け者』なんだ」と卑屈になって両親と距離をとっておられましたが，診察の中で今までの努力を肯定的に受け入れることができたようで，「この機会に自分のことをもっと理解してほしい」と希望され，両親とじっくり話すことになりました．ふたを開けてみると，本人の想像以上に両親は理解があり，結果的に今後の子育てに強い味方を得ることとなりました．第1子に対する虐待も心配していたのですが，両親から育児や家事への協力が得られるようになり，第2子出産後も余裕をもって育児ができているそうです．

　この方のように，発達障害と気づかれず暮らしている方の悩みを聞いていると，人間関係に意図せず齟齬が生じて孤独になってしまい，一人で困っておられることがしばしばです．医療や福祉のサポートも重要ですが，一番身近な人間関係として家族関係を見直すことが実は大事なことも多いのです．溝が深く修復の難しい場合もありますが，「新しい命を迎え入れる時」というのは，特に家族の協力や理解を得て新しい一歩を踏み出す大きなチャンスのように感じます．

　妊娠後期になりお腹が大きくなると，「赤ちゃんがちゃんと出て来られるかしら？　とても痛いんじゃないかしら？」と誰しも不安になるものです．一般的には出産や子育てについて学ぶといくぶん不安は軽減するので

JCOPY　498-22920

しょうが，発達障害の方では，自分の生活に置き換えて不安に備えることができなかったり，指導してもらうと余計な不安が増してしまう方もおられます.

　発達障害でADHDと診断されている初産婦さんで，「私はいつもダメな子と言われるから私に似ていない子が欲しい，私みたいな子ができたらどうしよう」「『子育ては大変』って聞いたけれど，全然わからない．私にできる？」等々，初対面から話し続ける方がおられました．その方は妊娠を機に向精神薬の内服を中止しており，そのことを「私，頑張っているよね」と何度も念押しされる姿が印象的でした．出産してからも「赤ちゃんが泣いたらオムツ交換が先？　おっぱいが先？」「私おかしいと思われてない？」と質問攻めでしたが，外来時から支援していた助産師が育児到達度のチェック表を作り，交代勤務体制の中でも個別性を重視した育児指導を実施したことで，必要な育児手技を習得して退院することができました．一か月健診でお会いした際には，「肩が痛いのはなぜ？」「私頑張ってる？」と言われながらも，赤ちゃんを上手にあやして「この子，私にそっくりでかわいいでしょ！」と幸せいっぱいの笑顔を見せてくださり，とてもうれしくなりました.

　このケースのように，「発達障害」と十把一絡げにするのではなく，一人一人の不安に寄り添った対応を考える柔軟性は必要です．そして何より重要なことは，今まで報われないことが多かった本人の努力を評価して自己肯定感を強めること，それにより二次的に不安を軽減することだと思っています．「不安なく落ち着いて物事に取り組むとこれまで以上に能力を発揮できる」……そういう経験は障害の有無を問わず，誰にでもありますよね.

医師

Column

摂食障害診療を通じて，発達障害の対応について考える

千田真友子（岡山大学病院精神科神経科）

　私は大学病院に勤務する精神科医です．普段は思春期精神疾患や摂食障

害の患者さんを中心に診療しています．今回は摂食障害の患者さんと関わる立場から，発達障害の対応について少し考えてみたいと思います．

　まず，なぜ摂食障害を取り上げるのか，疑問に感じられる方もいることでしょう．摂食障害の患者さんは，強い肥満恐怖を持ち，体重や体型，食事のカロリー等について強いこだわりを持つのが特徴です．特に低体重が進むと，思考の柔軟性がより乏しくなり，そのこだわりはさらに強固となって食事等にまつわる独自のルールが多くできてしまったり，変化に対して抵抗を示したり，強迫的な過活動が見られたりと，ASDの人と似たように見えることがあります．

　実際に，摂食障害発症の背景に元々ASD特性をもっている人も一定の割合で存在すると考えられています．一方で，これらの特徴は，体重が回復することにより改善する部分も大きいため，低体重時には元々の発達特性について診断することは困難です．中には，コミュニケーションのパターンが独特であるなどして併存が疑われるケースもありますが，若年で発症し長年にわたり拒食で低体重が続いている方などでは，摂食障害の症状が本人の発達や生活全体に色濃く影響していて，もはやどちらが先か区別がつかないことも多いように感じます．

　このような背景から，摂食障害の患者さんが入院された際，元々の発達特性の程度に関わらず，ある程度ASDの対応に準じた対応が必要とされます．具体的には，『治療のスケジュールや変更等は必ず事前に予告する』『スタッフ間で対応を統一する』『決まり事や約束事は書面化して示す』などです．これらはどれもASDの対応として基本的なものばかりだと思います．

　摂食障害の患者さんが入院されると，不安やこだわりから，食事や行動制限，持ち物など一つ一つの細かい事柄に関して医療スタッフに交渉をするようなこともよく見られます．その交渉の仕方も，『○○先生がこう言った』『前の時はこうだった』『他の患者さんは許可されている』というものや，家族に代わりに交渉させるなど巧みに様々な形をとります．病気の影響を強く受けた行動ですが，一見筋が通っているように聞こえることもあるため，若手医師が熱心に患者さんに関わろうとするあまり，これらのやりとりに振り回されて疲弊するようなことも少なくありません．そういっ

た事態を改善させるために自然と上のような対応がとられるようになり，それは結果的には ASD の対応と共通する部分がたくさんありました．もちろん背景の精神病理は摂食障害と ASD とでは異なるため（一部共通している部分もあるかもしれませんが），全て同じ対応をすれば良いということでは全くありませんが，まず求められる対応は，ASD でも摂食障害でも同じようなことが基本となるのです．そして，おそらくこれは，パーソナリティ障害の患者さんにも有効ですし，他の疾患の患者さん，あるいは一緒に働くスタッフにとってもわかりやすい対応になるような気がします．

私が精神科医になったばかりの頃に出会った若い摂食障害の患者さんは，入院当初コミュニケーションが年齢よりも非常に幼く，会話は一方的な要求に限定されており，食事やそれ以外にも強いこだわりを認め，頻繁に激しい癇癪を起こして治療が停滞していました．しかし，転院して体重回復した後に再会した彼女はとても柔らかな表情で声をかけてきてくれたごく普通の年齢相応の女の子でした．あまりの変化に驚くとともに，対応や治療方針を統一できずに混乱や癇癪を起こしやすい状況を作ってしまっていたことや，低体重が与える影響の大きさなど多くのことを考えさせられた症例として今も私の原点にあります．

ASD の人は，周囲から見ると突拍子もない行動をとっているように見えることがあります．逆に，不調だったのが突然切り替わってケロリと落ち着くようなこともあります．本人の中では納得できる理由があるのですが，周囲からはその『流れ』が見えにくいのです．

少し対応を工夫することによって本人も周りもとても過ごしやすくなることが少なくありません．

私は児童精神科の医院でも診療をさせてもらっていますが，ASD 支援について学ぶことは摂食障害の患者さんの対応にも役に立つことがとても多いと感じています．摂食障害の人も ASD の人も，生きづらさを感じている人たちと一緒にこれからもゆっくりと生き方を模索していきたいと思います．

メンバー：

- A 先生（精神科医）

  患者目線を信条とした穏やかで心優しい中堅精神科医
- B 先生（看護師）

  医師のどストレートな IC に肝を冷やしながら日々奮闘している
  ベテラン看護師
- C 先生（心理士）

  緩和ケア外来でがん患者さんの心理面接を行う若手臨床心理士

注 1： 覆面座談会のメンバーに，本書の執筆者ならびに岡山大学病院の医療スタッフは含まれていません．

注 2： 本文では，A 先生を「医」，B 先生を「看」，C 先生を「心」とします．

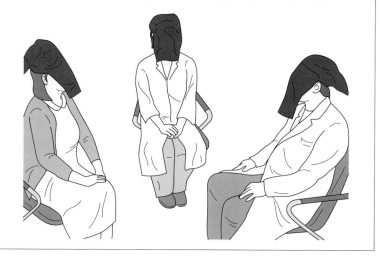

はじめに

井上： 今回は，「やりとりがうまくいかない医療者」をテーマに，発達特性の観点から医療現場の現状や課題などについて共有してみたいと思います．趣旨は「本音によるフリー・ディスカッション」ですので，覆面座談会という形式で，参加者のお名前は匿名にさせていただきます．私はいっさい口をはさみませんので，ざっく

ばらんにいろいろお話しいただく中で，新たな気づきや打開策が見えてくることを期待しています．では，3 人の先生方にお任せしたいと思います．

全員：よろしくお願いします．

◇医師にみられる「IQ ずば抜けて高め」タイプと「ザ・自閉症」タイプ

医：早速ですが，私が進行役を兼ねさせていただきます．どうぞよろしくお願いします．

看：こちらこそ，よろしくお願いします．

心：いろいろとお話できるのがとても楽しみです．

医：まず，発達特性の強い「医師」についてです．みなさんのお考えはいかがですか？

看：医療者の中でも，特に医師には多いんじゃないかと思います．もうすでに，私の頭の中にはいろんな先生の顔が浮かんでいます（笑）．

心：私もです（笑）．タイプ別に分けると，まず，「IQ ずば抜けて高め」の先生がいますよね．

看：そうそう．IQ がかなり高いタイプの先生は，とにかく頭の回転が速いです．尊敬しちゃう．でも，何でも論破できてしまうので，みんなを論破した後，その人自身が「法」になってしまうんです．「誰も否定できない＝その人が正しい」みたいな構図です．

心：そういう先生には，誰も何も言えないので，ますますそれに拍車がかかってしまいます．もう一方で，「ザ・自閉症」というタイプもあります．

看：いますよね．考えていることがよくわからない，話がうまく通じにくい先生．

心：話をしていても目が合わない先生とか，自分のペースを崩されたくない先生とか．

看：そういう人って，国家試験に合格するのは難しいんじゃないですか？

医：そんなことはありません．発達障害の強みの一つは，記憶力です．知識を問うような筆記試験は，むしろ得意分野になります．

心：記憶力がいいと，受験には間違いなく有利ですよね．

医：見たものとかをそのまま頭の中に残せちゃうので，パターン記憶で受験はお手の物です．実は，私にもそういうところがあります．「これ，教科書の 125 頁の右上に書いてあったな」みたいな，写真的な覚え方なんです（笑）．

看：記憶は，そうやって視覚的なタイプの人もいれば，ひたすら文字の羅列を覚える人もいますよね．

医：そうですね．知識を増やしていくのを好むというか，収集癖が知識の方向に向くのかもしれませんね．

心：知識のコレクション，ということですね．

看：でも，医師の記憶力の良さは，患者さんにとってデメリットにはなりませんよね．

医：デメリットどころか，むしろ大きなメリットです．患者さんとしては，できるだけ知識が豊富な先生に見てほしいですよね．医師がいろいろな病気やその治療方法を詳しく知っていることは，臨床においてとても大切なことです．

心：確かにそうですね．

Memo

　医師や看護師などは，膨大な知識量を必要とする専門職であるため，発達特性の比較的強い人が向いている職種の一つと考えられます．

　◇医師−患者関係で問題となるのは，コミュニケーション能力

医：ただ，知識偏重の傾向があると，ガイドラインやマニュアル一辺倒の治療になってしまう可能性はあります．

看：ガイドラインやマニュアルも大切ですが，実際には患者さんによって気になることや大切にしていることが違うし，目指すゴールなどにもかなり個別性がありますよね．

心：同じ患者さんでも，時期や状況が変わると希望する治療なども変わってきますし．

医：そう考えると，ガイドラインを重視する先生は，治療方針を柔軟に検討するのは難しいかもしれないので，できるだけチームで医療を

行い，他の先生が違う角度から治療方針を提案するのも一つです．

看：なるほど．チーム内で役割を分担するということですね．

心：確かに，チーム全体としてバランスがとれていたら OK ですもんね．

医：発達特性の強い先生が医療現場で問題になるのは，やっぱりコミュニケーションの部分ですね．流れや場の空気を読めず，知らない間に患者さんを傷つけてしまったり，逆に衝動的に感情をぶつけてしまったりして，患者さんとの信頼関係が築けないことがあります．

看：私も経験したことがあります．若い患者さんでしたが，難治がんの告知をしなければならないという厳しい場面で，患者さんの気持ちを推し量ることなくいきなりストレートに伝える先生がいて，そばで聞いていて青ざめたことがありました．

心：確かに，発達特性が強い先生の場合，患者さんとのやりとりで問題になることがあります．例えば，自分の頭の中で考えていること，考えついたことをそのまま話してしまう先生です．乳がんということを告げられて動揺している患者さんに対して，「今の時代，乳がんなんて別に死なないし，大したことないですよ」と明るく言った先生がおられました．

医：患者さんからしたら，昨日まで考えたこともなかった，「がん」という死を意識する病気を，今日突然知らされたわけですよね．いくら先生に，「10 年生存率 8 割ですから気にしないように」とか言われても，すぐには安心できませんよね．

看：データをたくさん並べて，早口でどんどんしゃべってしまう先生もいます．そういったパターン的な説明になってしまい，一方通行というか，双方向の対話になっていないんです．

心：逆に，「最悪のケースのことも話しておく必要があるから」と言って，すごく低い確率でしか起こらないことについて時間をかけて強調してしまう先生もいます．患者さんがどんどん不安になっていく様子には目もくれません．

医：発達特性の強い先生は，実直でまっすぐなんですよね．決して悪気があるのではなく，ただただ一生懸命なんです．

看：でも，そのようにコミュニケーションが苦手な先生もおられるわけですから，もっと学生教育でコミュニケーションのトレーニングを

取り入れたらいいんじゃないでしょうか？

医: 全国の大学の医学部では,「医療面接」という患者さんとのコミュニケーションを扱った授業や, 模擬患者さんを用いた実技試験があります. ただ, 発達特性の強い学生さんは, むしろ高得点で通過します.

心: えぇーっ！　そうなんですか？　苦手そうなのに…….

医: 実技試験ではマニュアル的な対応が求められるので, コミュニケーションのとりかたがパターン化している人はむしろ得意なのだと思います.

心: そういえば, 発達特性の強い人で, 面接試験なんかも想定問答集が全て頭に入っていたから, 受け答えが完璧な人がいたという話を聞いたことがあります.

看: そうなんですね. では, 情緒的なコミュニケーションができない人は, それができるようになってから臨床実習に出るようにする, というのはどうですか？

医: 実際にそんなことをしたら, 医師の数が激減するかもしれません（笑）. 発達障害の特性によって共感的な対応が難しい場合, いくらトレーニングを積んでも本質的には変わりません.

看: なるほど. よく考えると, 医師のコミュニケーション能力の問題って, インフォームド・コンセント（IC）すら十分に行われていなかった時代には, 表面化することのない問題だったのかもしれないですね. ある意味, 一方的ながん告知だったりしていたわけで.

医: そうかもしれません. 医師は, これまでは知識と技術（腕）を至上主義としていましたが, 今は違いますもんね.

心: そう考えると, 発達特性の強い先生にとって, とても生きづらい時代になってきたのでしょうか.

Memo

　発達特性が強く, 患者さんの感情を想像したり, 共感的な態度をとることなどが苦手な場合, 患者さんとのやりとりにおいて支障をきたすことがあります.

◇医師のコミュニケーション能力を周囲がサポート

心: 話は少し戻りますが，コミュニケーションが苦手な先生について，周りとしては発達障害の特性と受け止めて，あきらめるしかないのでしょうか？

医: 決してそんなことはありません．まずは，その先生なりの得意分野，素晴らしい面はたくさんあるはずなので，そこにも意識的に目を向けるようにするなど，すべてをネガティブにとらえないことが大切と思います．ただし，共感性を持つことが苦手な場合は，本人のやる気や意識の問題，あるいはトレーニング云々では解決しないので，患者さんの心に寄り添える看護師さんや心理士さんがサポートにつくとか，そちらを充実させるほうが良いんじゃないかと思います．

看: なるほど．「あんな言い方でごめんね．でもあの先生，医師の腕としては本当に確かだから．私も，ああいう言い方はあまり好きじゃないけど，どの先生にオペしてほしいかっていうと，やっぱりあの先生かな」みたいなアフターフォローとか．

心: それ，すごくいいですね．そのまま使えそうです（笑）．

医: 周りがさりげなく補うという発想は，とても素晴らしいですね．それだと，誰も傷つかずにすみます．

看: うちの病棟では，重要な IC には必ず看護師が横につくようにしています．説明する先生の横で「うん，うん」とうなずいていると，患者さんも時々看護師のほうを見たりして，安心してくれるようです．特に共感性を持つことが苦手な先生の場合には，うなずき役・共感者が横についていると，すごく効果的な気がします．

医: なるほど．共感の空気を醸し出す人が誰か1人でもいれば，その場の雰囲気も変わりますし，患者さんの受け取り方や安心感も違うかもしれませんね．

心: 聞いていて思ったのですが，よく同席の意味を，「面談の内容を確実に把握・共有するため」と定義していますが，むしろ今言ったような「共感者としての必要性」も同席の理由に加えても良いのではないでしょうか？

看: どんな IC が行われているかわからないから同席する，内容を「聞

第3章　紙上座談会

き」に行くというのではなく，共感するということを意識して「聴き」に行く．

心：「聞く」ではなく，「聴く」ですね．

医：「聴く」という漢字は「耳＋目と心」で成り立っていますから．そうした意識をもって，みんなが連携していきたいですね．

Memo

患者さんとのやりとりにおいては，発達特性の強い医師の苦手な部分（情緒的配慮など）を，他の医療者がそれとなく補うことが大切です．

◇医師にコミュニケーションの苦手さの自覚がない場合

心：なるべく IC に同席するというアイデアは良いのですが，先生に「自分はコミュニケーションが苦手だ」という自覚がないと，「なんでお前がついてくるんだ」となりませんか？

看：確かに！「なんでお前が毎回ちゃちゃを入れてくるんだよ（怒）」となりますね．

心：自分のペースで診察したい先生とか，多いですよね．以前，それこそ発達特性の強い先生がいて，必ず夜遅くに一人で回診するんです．患者さんもスタッフもみんなが困っていて，こっそり「夜回り先生」と呼んでいました（笑）．

看：そういえば，うちの病院にも，朝 5 時から回診する先生がいました．寝ている患者さんをたたき起こしたりして．

医：いずれの先生も，決して悪気はないのでしょうが，自分なりに決めたルールがあるんでしょうね．とは言え，本人にその自覚を促すのはなかなか難しいですよね．

心：前に同僚の一人が，発達障害に関する本を，その先生の目に入りやすい場所にさりげなく置いたそうです．

看：それ，大丈夫だったんですか？「誰だ，こんな本を置いたのは？」とかトラブルにならなかったんですか？

心：それが，わりと直接的なタイトルだったようなんですが，全く意にも介さずという感じだったとか．

看：そうなんですね（笑）．

医：他の人に指摘されるのではなく，自発的に気づくかどうか，ということなんでしょうね．ただ，発達特性の強い先生でも，他人からの意見を全く受け入れないことはありません．逆に，「この人の言うことなら聞く」という場合があるので，そのような人に具体的な指示やアドバイスをお願いするのが良いかもしれません．また，年功序列などに厳格な人も居て，その場合は先輩や上司がキーパーソンになります．

看：でも，「○○先生が言ってましたよ」と言っても，あまり聞いてくれないような気もします．

医：そうですね．できれば，直接言ってもらったほうが，より入りやすいかもしれません．あとは，ルールを厳格に守る人もいるので，その場合は「病院のルール」「病棟のルール」として，トップダウンで決めてしまうのも一つの方法です．例えば，「病棟回診の時間は，原則として○時〜○時までに行う」というルールを作るとか．

心：なるほど．ルールにはルールで，というのも一つの方法ですね．

看：ところで，コミュニケーションが苦手な先生でも，自分の得意なことが活かせるような診療科に進めればいいんですよね．

医：もちろんそうですが，結局は自分の得意分野と不得意分野に気づいて，それを診療科の選択に活かせるかどうか，ですね．

看：発達特性の強い先生って，どのような診療科が向いているんですか？

医：それは，一概には言えないと思います．「発達特性の強い医師は○○科が向いている」という一般化はきわめて危険です．一口に発達障害といっても，何が得意でどこが苦手かは人によってさまざまです．もっと踏み込んで，例えば「私は臨機応変な対応が苦手なので，救急対応が必要となる診療科には向いていない」といったとらえ方をすべきです．

看：自分の長所を活かすことを考えると，例えば「私はコツコツと自分のペースで物事に取り組むのが得意なので，基礎研究のほうに進みたい」という感じになりますね．

医：そう思います．発達特性については，その多様性を尊重することが大切ではないでしょうか．

　コミュニケーションが苦手な医師については，自覚を促すのではなく，キーパーソンを探したり，病院や病棟のルールを決めたりするのも一つの方法です．

　　◇医療者間でコミュニケーションがうまくいかないケース

医：発達特性の強い先生の場合，患者さんとの問題以外に，医療者間でもコミュニケーションの問題が出てくることがあります．

看：看護師は先生と接する機会も多いので，発達特性の強い先生にありがちなエピソードはたくさん持っています．

心：私もチームで動くことが多いので，あれこれ思いつきます（笑）．

看：では，まず私から．とにかく，専門医や認定医などの資格が大好きな先生がいます．

心：資格マニアですね．収集癖みたいなものでしょうか．

医：新しいものや気になるものに飛びつく，そして他にも興味がどんどん移る，と解釈すれば，ADHDっぽいところがありそうです．でもそれは，知的好奇心が旺盛で，知識が確実に新しいものに塗り替えられますので，良い部分でもありますね．

心：そう言われたら，その通りですね．

看：あと，とにかく荷物が多い先生．カバンがパンパンになっていることもあります（笑）．

医：忘れ物が多いからなのか，整理ができないからなのか，これもADHDっぽさがあります．でも，忘れやすいという自覚があるからこそ，そのような対処ができているわけです．

心：なるほど，そのように肯定的に見ることもできますね．

看：電話の声がやたらと大きい先生っていませんか？

心：います！　部屋中に響き渡る声で電話をしているので，一瞬誰かとケンカしているのかと思うくらい（笑）．

医：声の調整がうまくできなかったり，電話相手との会話に没頭してしまって周りが見えなくなってしまったりするんでしょうね．少し不器用なところがあるかもしれませんが，目の前のことに熱心に取り組む，一生懸命な先生なんだと思います．

心：あと，最近気づいたのですが，メールの内容がわかりにくい人も，

発達障害の特性が強い気がします.

医: それはあるかもしれませんね. メールというのは,相手との関係性に配慮して言葉を選んだり,相手の感情を想像しながら内容を考えたりと,簡単に使えるにもかかわらず実はすごく難しいコミュニケーション・ツールですよね.

看: カルテがポエムとか随筆みたいな先生. ブログみたいなカルテを書く先生もいました.

心: いますいます. そういう先生に限って,使っている言葉が難解で回りくどく,内容がイマイチ伝わってきません.

医: そのような場合は,カルテ情報だけではなく,必ず先生から直接確認することをスタッフ間で共有しておきたいですね.

心: 困るのは,さっきも話題に挙がりましたが,やたらとガイドラインやマニュアルを遵守する先生です. そこに強くこだわってしまい,目の前の患者さんのことよりも,病気の治療そのものにばかり関心が向いてしまいます.

看: 確かに,自分のやりかたを絶対に変えようとしない先生がいます. 経験やプライドもあるでしょうし,わからなくもないのですが,周りの声は一切耳に入りません. いつまでもクラシカルな薬を使い続けて,副作用が出ても全く変えようとしません.

医: そうなってくると,患者さんにとっては大きなデメリットになりますね. その場合,前にも話に出ましたが,例えば「この人の言うことなら聴いてくれる」という人を探して,その人に言ってもらうのが良いともいます.「何かあれば俺に聞いてこい!」,そして「この人の言うことは絶対に間違いない!」のような,師弟関係を結べるような人ができるのが理想的ですね.

心: そういう人が身近に居ればいいですね.

看: もう一つ,これは私が外来で勤務していた時に経験したケースです. 外来診察が始まる前,ある先生の診察室の机の上に「今週中にお願いします」というメモを残して診断書などの書類を置いたのですが,9時を過ぎても外来が全く始まりません. 待合室の患者さんからはクレームが殺到するし,どうしたのかと思って診察室を覗くと,先生は一生懸命書類を書いていました.「先生,それ全然急が

ないんですよ！」と言っても，「書き終えてから外来を始めるので，患者さんにはちょっと待ってもらってください」の一点張り．書類を終えないと診察ができないという，こだわりや切り替えの苦手さがありました．

心：それ，困りますねえ……．

医：先生，看護師さん，そして患者さん．登場人物はそれぞれ困っていますが，よく考えると誰も悪くないですよね．

看：確かにそうです．発達特性の強い先生でしたが，決して悪い先生ではなく，患者さんからはすごく人気がありました．

心：「診察を終えてから，書類を書いてください」と口頭で優先順位を伝えてもうまくいかなかったのですか．そうなると，もうあきらめるしかなさそうですね……．

看：それが，次からはうまくいったんです．

医：どのようにしたのですか？

看：すごく簡単なことです．書類を渡すのを，診察後にしたんです．

心：なるほど！　コロンブスの卵みたいですね．でも，困っていても，実際には何らかの工夫ができるということなんですね！

医：周囲が対応を変えて，はじめから優先順位をつけるようにしたということですね．建設的で素晴らしい対応ですね．

心：私のチームには，約束の時間に必ずといっていいほど遅れてくる先生がいます．時間の管理がすごく苦手なのだと思います．うちのチームでカンファレンスをする時は，毎回担当者を決めて，その先生に当日必ず2回リマインドをしています．

看：うちにも同じような先生がいて，指示漏れがたびたびあります．また，指示が出ていても内容にミスが多かったりするので，そういう先生の場合は特にしっかりチェックすることを看護師の間で共有しています．

医：なるほど．やはり，その先生の特性を認め，受け入れた上で，対応を工夫する．そのプロセスが大切なのだと思います．発達特性を決してネガティブにばかりとらえるのではなく，その得意なことと苦手なことの両方を認め，十分尊重した上で，苦手なことをサポートするという視点を持ちたいものです．

看： 今の医療は多職種で関わることが多いので，各職種がそれぞれの強みを活かし，お互いに補完し合うのと同じ構図ですね．

医： 特定の医療者に対して，みんなで厄介者扱いをしても，チームは決して機能しません．話し合いをしながら，役割の再分配をすることが大切ですね．

Memo

　医療者とのやりとりでは，決して発達特性に対して偏見を持たず，その特性を認め，尊重した上で，苦手な部分をサポートする視点を持つことが大切です．

◇看護師と発達障害

医： ここまで，特に医師にスポットをあててきましたが，看護師さんのほうはどうなんですか？

看： 医師だけでなく，看護師にも同じように発達障害の問題があります．看護師は普段から患者さんと対話する機会が多いので，患者さんとトラブルになったりすることで，発達障害の特性に気づかれることがあります．特に新人が入る時期は，どの人に発達特性が強いかがすぐにわかります．

心： 確かに，看護師さんにも発達特性の強い人がいるような気がします．

看： 近年はインシデントやアクシデントなど，病院全体でリスクマネジメントの意識が高くなっていることもあって，マニュアルを順守しミスの少ない看護師が評価されやすくなっています．そのため，管理職をはじめとして，発達特性の強い人が多くなっている印象があります．

医： 発達特性の強い看護師さんが管理職になると，それこそ対応がマニュアル的になってしまい，部下の個々の事情に合わせた配慮や柔軟な対応が難しくなるかもしれませんね．ただ，対応がブレず，一貫していることで現場の不公平感が減るという意味では，マニュアル的な対応もある意味ではとても大事なことです．

心： なるほど．やはり発達特性の強い看護師さんに対しても，苦手な部分だけでなく強みの部分を評価することが大切なのですね．

看： うちには毎年看護学生さんが実習に来るのですが，患者さんからクレームが来てしまう人がいます．看護学校の教員に，「この学生さん，大丈夫でしょうか？　学内ではどうですか？」と聞いてみると，思った通り「実は，学内でもふだんから心配なんです」と言われます．ただ，「彼女たちにも学ぶ権利はあるので，私たち教員が生徒に対して，『あなたは看護師に向いていない』と言うことはできないんです」とも言われてしまいます．そして，「もし，看護師としてどうかな，と気になるのであれば，どうぞこの実習を落としてください」と言われますが，病院側の責任にされてしまうので，なかなか難しいのが現実です．

医： 落とさないまでも，「あなたは，コミュニケーションが課題ですね」というフィードバックをしてあげることは，本人にとって大切なのかもしれないですね．

心： 私もそう思います．ただし，オブラートに包んだ言い方をしても伝わらないので，明確に指摘することがポイントではないでしょうか．また，「コミュニケーションの中の○○という部分が課題ですね」のように，さらに具体化するのもよい気がします．

看： 以前，医療安全の報告で，予定よりも滴下が遅れた点滴をそのまま廃棄した事例があると聞いたことがあります．

心： ええ！？　そんなことがあるんですか？

看： 指示された通りの治療ができていないということですから，患者さんにとって大きな実害，不利益になるわけです．時々ニュースになっていますが，会社の書類や配達すべき手紙を勝手に破棄するとか，それももちろん倫理的に問題だし実害にはなりますが，医療現場でそれが起きると，場合によっては命にかかわるわけで，絶対に看過してはいけません．

医： 何か対策はとられているのですか？

看： 最近，多くの病院で，看護方式が変わりつつあります．これまではプライマリナーシングが多かったのですが，パートナーシップ制の導入が始まり，常に2人ペアで対応をすることになりました．1人で4人の患者を受け持っていたのを，2人で8人担当する形になり，発達特性の強い看護師も，しっかりした面倒見のいいタイプの

看護師とペアを組むことで困り事を相談しやすくなったり，具体的な指示をもらえたり，苦手な部分をフォローしてもらえたりするので，問題が減ってきているのではないかと思います．私の施設でも，パートナーシップ制が始まってから，だいぶ変わりましたね．いい方式だと思います．

心：報・連・相が徹底されるような体制になってきているのですね．

医：やはり相談経路が明確だと，本人は安心できるのだと思います．

Memo

発達特性の強い看護師に対しては，相談経路を明確にし，報・連・相が徹底できるようなサポート体制が有効である．

おわりに

医：興味深い話がたくさん出て，とても有意義でしたね．

看：私自身，発達特性の強い先生に対して，少しネガティブになっていたことに気がつきました．すごく反省しています．

心：私もです．医療者こそ，誤解や偏見を持たないことが大切だなあと思いました．

医師

Column

医療者が知っておきたい「大人の発達障害」の実践的知識
—入院患者の対応にどういかすか？

榎戸正則（国立がん研究センター東病院精神腫瘍科）

「発達障害」的な発達障害への対応

「大人の発達障害」というと学業や企業などでの適応の話になることが多いが，私が診療において出会うのは，「身体疾患の治療をしている発達障害（らしい）の大人」である．確かに発達障害らしさも問題の一つかもしれないが，身体疾患・治療も当然大きな問題であり，さらにいえば，この二つ以外の多様な違いが患者ごとにあるはずである．それらを考慮せずに，「発達障害だから〜〜すればいいんでしょ」といった対応は「発達障害」的な発達障害への対応といえるのではないかと考えている．

発達障害の特徴の一つに「情報や感覚に対する敏感さ・処理能力のばらつきの大きさ」がある．この特性ゆえに自分の得意もしくは敏感な種類の情報や感覚だけで状況を判断してしまい，状況の包括的な評価が苦手で，柔軟に対処できないことがある．発達障害らしい人物に対して「発達障害だから」という理由だけで対応を決めることは，包括的な評価をせずに画一的な行動をとるという意味でまさしく発達障害的な対応といえるのではないだろうか．

　例えばある患者が生活のスケジュールへのこだわりが強く，検温がそのスケジュールに合わないと拒否し，困った病棟看護師が対応を検討し，定時ぴったりに検温することにしていた．ところがある日，他患者の急変があり，約束の検温の時刻が守れず，患者が医療者への不信を強くして，以降処置全般に拒否的となり，コンサルテーションの依頼に至った．当初の検温の時刻の設定の対応は発達障害の特性に応じた一般的な対応ともいえるが，どこに問題があったか確認すると，そもそもなぜ検温をするのか（しないとどのようなリスクがあるのか），限界のある医療・人的資源，病状の違う複数の患者の診療を行っているという条件・制限のなかで医療者が診療業務の優先度をどのように調整しているかの患者本人の認識の確認やその説明がなされていなかった点にあったと思われる状況に出会うことがある．

　医療者にとっては検温をするという行為は不文律として当たり前になっており，発達障害らしさの少ない患者が医療者の背景や意図を忖度してくれているであろうことを意識しなくなり，忖度を得意としない発達障害（らしい）患者がぶつける素直な疑問に驚いてしまうのではないだろうか．この疑問に対応するためには，発達障害とは何かよりも自分たちが行っている診療行為の意味や目的，限界を理解し説明できることであり，発達障害（らしい）患者との診療は私自身にとってもいまだに自分の行っている医療への無自覚さに気づかせてくれる機会となることも多い．本書で発達障害の患者の身体治療をする上でのコツを学んでいただければそれは非常にありがたいことと思うが，さらに一歩踏み込んで考えるとそのコツのなかには自分たちが普段見逃している医療行為の本質に気づくチャンスがあるのではないかと感じている．

もし発達障害（らしい）患者が本人なりに苦心して，医療や病院という慣れない環境に適応しようとしている姿をみたら，自分にとっての「普通」とは違う慣れない患者への対応に苦心している自らの姿を想像できると，その患者を少し理解できるような気になれるのではないだろうか．

第4章

紙上研修会

井上尚子　山口 恵　井上真一郎

症例ベースの紙上研修会

症例提示

本章では,岡山大学病院精神科リエゾンチームが実際に行った研修会の
一部を紙上に再現してみたいと思います.
まず,次の症例をご覧ください.

症例　こだわりが強く,パニックをきたしやすい患者

【プロフィール】

41歳女性.専業主婦.

夫(45歳),長女(9歳)の3人暮らし.

父(75歳),母(69歳)は県内に在住.

同胞の姉(43歳)とは不仲で疎遠.

短大を卒業後,地元の運送会社に就職.経理事務の仕事に就くも,良
好な人間関係を築けず,職を転々とした.27歳の頃,数学教室で採点
のアルバイトに従事.29歳で結婚.出産を機に,数学教室の仕事を辞
めた.

本人曰く,性格は怖がり,心配性.幼少期より薬や注射が苦手だった
ため,普段から病院へ行かずに,体調が悪くても市販薬で様子を見るこ
とが常であったとのこと.

【既往歴】

特になし

【生活歴】

飲酒歴および喫煙歴: なし

JCOPY 498-22920

【現病歴】

　X-1年6月上旬頃から咳や息切れが出現し病院を受診．精査にて非小細胞肺癌と診断された．

　7月18日に入院し，21日より放射線治療を開始．8月14日より呼吸器内科へ転科．本人が化学療法に対してネガティブなイメージを持っていたため，家族も含めて何度も話し合いを重ね，本人の承諾が得られたため，8月18日より化学療法を開始した．しかし，嘔気や倦怠感が問題となり，本人が化学療法の継続を拒否．家族は治療の継続を希望し，病室にて本人と言い争う様子があり，主治医より精神科リエゾンチーム（または緩和ケアチーム）に対して，患者への対応について相談が寄せられた．

【精神科リエゾンチームへの依頼書】

　現在，化学療法の1コース目の途中ですが，抗がん剤に対して強い恐怖感を持っており，化学療法の継続を拒否されています．

　すでに病名告知は行っており，治療を受けない場合に想定される経過や予後についても伝えていますが，病気の受け入れが困難なためか，副作用に対する訴えばかり聞かれます．

　家族は治療の継続を望んでおられ，患者と家族の間で激しく言い争うこともあり，家族にも精神的な疲労が見られています．

　また，食思不振，嘔気，倦怠感など，心気的な訴えが強く，対応に苦慮しています．対応方法について，ご助言をお願いいたします．

では，続いて経過を詳しく見ていきましょう．

【経過】

7月8日：

　CT検査のため外来受診．看護師に対して，「造影剤は絶対に使わないといけないの？　気分が悪くなったら途中で止めてくれるの？」など

と，造影剤についての質問を何度も繰り返す．

看護師が「造影剤による副作用は，可能性のあるものをすべてお伝えしていますが，必ずしも起こるわけではありません．と言って，起きないと断言できるものでもありません」と説明したが，全く納得されず．

看護師は「何かあればすぐに知らせてください．スタッフが対応しますので」と伝えたが，「『何かあれば』って，何があるの？」とさらに質問が続く．看護師「ですから，先ほどお知らせした"起こる可能性のある副作用"です」と伝えると，「あー，やっぱり不安だわー．造影剤なしでは無理なの？」と話がまた振り出しに戻り，説明に長い時間を要した．

7月18日：

入院．医師と看護師で治療についての説明を行い，「この同意書に，なるべく早くサインをしておいてください」と伝えた．看護師が30分後に訪室したが本人の姿は見当たらず，同意書は署名されていないままだった．本人が戻ってきた際に「同意書への記入をお忘れではないですか？」と尋ねると，「忘れていました」とだけ話し，いっこうに署名する様子はみられなかった．

7月23日：

夜間0時，看護師が見回りした際，病室に本人の姿がなかった．1時半頃，コンビニの袋を持って病棟に帰ってきた本人を看護師が見つけ，声をかけると，「小腹が空いたので外のコンビニまで買い物に行っていた」とのことだった．夜間は許可なく病院の敷地外に出てはいけないことを説明すると，「そんなこと，全然聞いていません！」と立腹された．

7月24日：

夜間，本人が詰め所に来て，「看護師さんの話す声や物音が大きくて眠れない．余計に体調が悪くなる．夜は静かにしてほしい」と看護師へ強い要望があった．その後もイライラした様子がみられていた．

7月28日：

「抗がん剤が怖いわ．一番怖い．テレビとか本とかでいろいろやっていて，抗がん剤を受けるとゲーゲー吐いて，髪の毛は抜けるし，何も食べられなくなって，骨と皮だけになってしまう．そもそも私は薬を飲むのが嫌なの．なるべく飲まないようにしてる．家族から『早く治療を受

けろ』と言われるし，先生からは『抗がん剤はどうしますか？』と聞か
れるし，毎日が恐怖で，もういっぱいいっぱい．治療を受けている他の
患者さんはどんな感じ？　先生からは１コース目が一番しんどいかもし
れないと言われて……．怖いわー．みんなどうしてるの？」

　じっとしていられない様子で，担当看護師にとどまらず，様々なス
タッフに上記のような話をしている．対応したスタッフによると，不安
なことを話されているわりに，表情は淡々としていたり，時々笑顔も混
じることがあり，「ちぐはぐな印象を受けた」とのこと．

8月19日：

　廊下で初めて会った患者さんと，部屋の入り口で話し込んでいる．昨
日から化学療法が始まったこと，自分が化学療法に対してマイナスイ
メージを持っており副作用が気になること，食事療法や漢方で癌が治る
のではないかと考えていることなどについて，30分以上一方的に話し
続けている．かなり大きな声でテンションも高く，遠く離れていた看護
師にも話の内容が聞こえてくるほどであった．

8月21日：

　昼食後，「気分転換に図書館に行ってみてはいかがですか？」と看護
師が提案すると，「医学についての本もあるの？　じゃあ行ってみよう
かしら」とすぐに図書館へ向かった．その後，夕食の時間になっても病
室に戻ってこないため，図書館まで探しにいくと，漢方薬に関する本を
積み上げて読み込んでいる．看護師が「夕食の時間は過ぎていますよ．
きちんと時間を守ってもらわないと困ります」と伝えると，「図書館に
行くように言ったのはあなたでしょ．いついつまでに戻ってきてとは言
われてないわ」とイライラした様子がみられた．

8月23日：

　化学療法の嘔気対策として，主科より様々な処方がなされたが，どれ
も「効かない」「飲むとかえって気持ちが悪くなった」と話される．「西
洋医学の薬は抵抗があるの．漢方の薬はない？　吐気には六君子湯がい
いみたい」と要望があり，六君子湯を処方．こちらについては「効いた
気がする」と話された．

さいごに，患者さんやご家族，そして医療者の語りを見てみましょう．

【患者，家族，医療者の語り】

患者：

　化学療法が始まってから全然ご飯が食べられなくなって，すごくしんどい．抗がん剤でどんどん自分の体が悪くなっていくような気がする．夫は「1回やったらええやないか」と言っていたから，もうしなくてもいいと思う．こんなに痩せてしまったのに，さらに抗がん剤を受けたら体がもたない．死んでしまう．

夫：

　抗がん剤を「1回受けたらそれでいい」なんて言っていません．抗がん剤を受ける前から，あれこれ副作用の心配ばかりしているので，「副作用が出るかどうかは，まずは1回受けてみないとわからないじゃないか」とは言いましたけど．私としては，先生がおっしゃるように，せめて効果を判定する3コースくらいは続けてもらいたい．それで効いていなければ，抗がん剤を止めるのも一つの選択肢かなと思います．ただ，妻はマイペースと言うか，一度言い出したら人の意見を聞かないので，このまま治療を続けてもらうのは難しいかもしれないですね．

両親：

　あの子が勝手なことばかり言って，申し訳ありません．小さい子どももいるのに，副作用が心配だから抗がん剤はしたくないと言ってばかりで，一体どうしたらいいのでしょうか？　今思えば，幼い頃から育てにくい子どもでした．

医師：

　何とか治療を続けたいと思っているのですが，本人の薬に対する拒否感が強くて．本人は副作用のことをいろいろ訴えますが，そのほとんどは不安や本人の思い込みのように感じます．治療をしなければ予後が悪いことは伝えていますが，あまりわかっていないのか，わかっているけど目を逸らしたいのか，そのあたりがよくわかりません．そこまで嫌で

あれば，もう止めてもいいのではとも思ったりもしますが，ご家族から
は「なんとか説得して，治療を続けてほしい」と言われるし，どうした
ものかと困っています．

看護師 A:

　検査の予定とかを伝えて「わかりました」と返事されても，全然わ
かっていなかったこともあります．だから，病気のことも本当にちゃん
とわかっているの？　って思います．先生も，私たち抜きで患者さんに
パッと説明しちゃうから，正直どんな風に話が伝わっているのかよくわ
からないんです．先生は「ちゃんと伝えた」と言われるんですけど，本
人は病気の深刻さがあまりわかっていないようだから，あらためて先生
から，治療しなかった場合の予後も含めて，厳しい話をしっかり伝えて
もらいたいです．

看護師 B:

　夜中ずっとスマホを見ていて．病気のことをいろいろ調べているみた
いなんです．全然寝る気配がないので，「消灯時間を過ぎていますよ」
と注意をすると，「他の看護師さんには，自分のペースでやったらいい
と言われました」と意にも介しません．

看護師 C:

　わがままで掴みどころがないですね．入院時に病棟のルールを説明し
たのですが，細かく質問をされるので，確かに「やりやすいようにして
くれたらいいですよ」と言いましたが，そうすると本当に自分のペース
で過ごされてしまって……．その都度注意をしなくてはいけなくて，対
応に困っています．また，予定していた検査の終了時間を少しでも過ぎ
ると「聞いていた時間と違う．検査中に何か問題でも起きたんですか？
時間が延びた理由を説明してください」と不満を延々話されたこともあ
ります．

管理栄養士:

　食思不振ということで病棟から相談を受けて，ご本人と話をしました
が，どうも薬の副作用によるものではなさそうです．もともと好き嫌い
が多くて，自宅ではかなり偏食だったようです．

ワーク

では，この症例について，"発達障害"の視点で考えてみましょう．
このワークのねらいは，アセスメントの幅を広げ，対応を工夫してみること
です．発達障害の診断をつけたり，診断に必要な情報を細かく収集すること
が目的ではありません．

1 発達障害が疑われるエピソードを抜き出してみましょう．

2 そのエピソードに対して，自由に名前をつけてみましょう．
　（例：「こだわり」「空気が読めない」「字義通り」など）

3 そのエピソードを，コミュニケーションを難しくしている 3 つの特徴（①想
　像力 ②こだわり ③感覚 ☞ 141 ページ参照）で整理してみましょう．

＊①〜③はそれぞれ重複する場合もありますが，いずれかに分類してみてください（決して正確
に分類することが目的ではありません）．

4 そのエピソードについて，適切な対応を考えてみましょう．

①想像力の問題

☑社会のルール，暗黙のマナーへの無理解

エピソード	対応
深夜 1 時半頃，コンビニの袋を持って病棟に帰ってきた	□あらかじめ病棟のルールを患者と共有しておく □可能な限り本人のペースで過ごせるようにする ☞治療上，許容できる範囲を病棟で確認しておきましょう
看護師が「夕食の時間は過ぎていますよ．きちんと時間を守ってもらわないと困ります」と伝えると，「いついつまでに戻ってきてとは言われてないわ」とイライラする様子がみられた	□「〇時には食事なので部屋にいてください」などと見通しを具体的に伝える ☞あらかじめ見通しを伝えておくと切り替えが上手くいくことがあります

☑関係性・距離感がつかめない　☑場の雰囲気，人の気持ちを読めない

エピソード	対応
廊下で初めて会った患者さんと，部屋の入り口で……かなり大きな声でテンションも高く，遠く離れていた看護師にも話の内容が聞こえてくるほどであった	□「廊下では立ち話をしない」などのルールを決めておく ☞状況を読み取ることが苦手でも，事前にルールを伝えておくときちんと守ることができる場合があります． ☞「迷惑にならない音量で」という言い方は，加減が難しいことがあるので避けましょう．

☑曖昧な表現が苦手

エピソード	対応
「この同意書に，なるべく早くサインをしておいてください」と伝え30分後に訪室したが，本人の姿は見当たらず	□「30分後に取りにくるので，それまでに記入をしておいてください」などと具体的な時間や目安を伝える □複数のことを伝える場合には「① *** ② *** ③ ***」と優先順位の高いものから説明し，紙に書いておく

☑字義通りの受け取り

エピソード	対応
「同意書への記入をお忘れではないですか？」と尋ねると，「忘れていました」とだけ話し，いっこうに署名する様子はなかった	□婉曲的な表現を使わず，ダイレクトにわかりやすく指示をする ☞字義通り受け取ってしまい，こちらの意図が伝わらないことがあります．
夫は「1回やったらええやないか」と言っていたから，もうしなくていいと思う	□治療の流れを図やイラストで提示したり，要点は本人に書いてもらう ☞部分的なことに注目し，全体的にとらえることが苦手な場合があります．
「やりやすいようにしてくれたらいいですよ」と言いましたが，そうすると本当に自分のペースで過ごされてしまって	□あらかじめ，病棟のルールを視覚化し，絵や図，写真などを利用する ☞可能であればケアや処置の時間を固定し，ルーティンを作ることも本人の安心につながります．

☑目に見えない事柄・未来の想像が苦手

エピソード	対応
先生は「ちゃんと伝えた」と言われるんですけど，本人は病気の深刻さがあまりわかっていないよう	□説明した内容について，オープンクエスチョンで尋ね，本人の理解度を確認する ☞自分が予想した以外の出来事の成り行きを想像するのが苦手なことがあります．「話が通じていない」と感じる背景には，言葉で伝えたことの意味がよくわかっていない場合もあるので，理解度をしっかり確認しましょう．
「何かあればすぐに知らせてください．スタッフが対応しますので」と伝えたが，「『何かあれば』って何があるの？」とさらに質問が続く	□「気分が悪くなったら」など，どのような場面・どのような時に，誰に言うのかを明確にしておく ☞抽象的なことは伝わりにくい場合があるので，できるだけ具体的に伝えましょう．

☑変化や臨機応変が苦手（＋こだわり）

エピソード	対応
予定していた検査の終了時間を少しでも過ぎると，「聞いていた時間と違う．検査中に何か問題でも起きたんですか？時間が延びた理由を説明してください」と不満を延々話された	□事前に「検査の時間が30分以上ずれることがあります」と伝えておく ☞例外があることを事前に伝え，納得しておいてもらうことが大切です．

②こだわりの問題
☑強いこだわり・注意の切り替えが苦手（＋想像することの困難さ）

エピソード	対応
漢方に対する強いこだわり	□理解しやすくなるように，データを図表にするなど，視覚的かつ具体的に示す ☞抗がん剤に関して誤った認識をしている場合もあります．
妻はマイペースと言うか，一度言い出したら人の意見を聞かないので	□「どこにこだわっているのか」，「どこに困っているのか」を明らかにし，それについての対策を考える ☞自分の考えや感情を修正しにくい場合があります． ☞「こだわり」に対する内省が伴われにくいため，具体的に選択肢を挙げながら尋ねることも有用です．

③感覚の問題
☑感覚の過敏さ

エピソード	対応
看護師さんの話す声や物音が大きくて眠れない	耳栓の着用を提案し，ベッドや部屋の移動を検討する ☞ただし，言われるがままにベッドや部屋の移動をすることで，本人の要求がさらにエスカレートすることもあるため，十分注意が必要です．
もともと好き嫌いが多くて，自宅ではかなり偏食だったよう	□自宅での食生活などの情報を集め，可能な範囲で食事内容を工夫する ☞味覚だけでなく，食感（硬さなど）に敏感な場合があります．

適切な対応を考える際, 家族からの情報はとても有用です.
これまで, 家族が本人に対してどのように接してきたか, どのような接し方がうまくいくのか・失敗するのか, などを聴取することで, ケアの幅が広がります.
また, 支援者によって対応が違うと本人が混乱することもあるため, スタッフ間で対応を統一することも大切です.

看護師

Column

「わがままな患者」とラベリングされた人の "生きづらさ"

馬場華奈己（大阪市立大学医学部附属病院
看護部精神看護専門看護師）

　ある病棟看護師から「ナースコールが頻回な患者さんがいるんです. 自分のことばかり一方的に主張してくるので対応に困っています」と相談がありました. その状況はというと, 点滴の開始予定時間前になると「あと5分ですけど点滴まだですか？　間に合うんですか？」「もう10分も遅れてしまったじゃないですか！」と頻回にナースコールをしてくるというのです. 医療者側からすると緊急性が低く, 厳密な投与を求められているわけではない指示となると他の業務とのバランスを見ながら開始のタイミングを調整しています. もちろん看護師は患者さんに詫びたうえで, 事情を説明しながら予定変更について説明し同意を得ようと努力をしています. 通常であればそのような過程を通してわかり合えるものです. しかしながら, この患者さんは少し状況が違いました. ある時には, 急に嘔吐してしまった同室患者さんの対応をしている最中にも看護師を呼び止めて自分の点滴を開始するようにと要求してきたというのです. 相談してきた看護師から事情を聴いていると他の看護師も口々にこの患者さんとのトラブルについて訴えてきました. 看護師への非難が繰り返されたことで疲弊しているように感じました. 中には, 「カメラのことにとても詳しくて, 話し始めたら止まらなくなるから話を切るのが困る. 他の患者さんのところに行かないといけないといってもなかなか行かせてもらえない」という情報もありました.

こうした聞き取りの中から，時間に厳密で状況に応じた柔軟な対応が苦手で，周りの事情は考慮せず自己主張する（空気が読めない），自分の興味があることには強いこだわりがある，などの特性が見えてきました．今回のケースでは，身体的治療のために入院している患者さんですから，成育歴や生活歴，学歴など詳細に聴取はされていません．安易に「発達障害」とラベリングすることはしませんが，その特性を踏まえた対策を検討することは有益であると考えました．

そこで，「点滴の開始時間のズレは医療者にとってはさほど問題のないことかもしれないし，そのくらい事情をわかってほしいというのもわからなくはないですが，この患者さんは曖昧な時間を過ごすことが苦手で耐えがたい苦痛となっているのかもしれない．逆に予定通りことが進めば大きな安心につながるのかもしれない」と伝えました．そうするとそれまで抱いていた「わがままな患者さん」という怒りの感情がほんの少し和らぎ，本来得意とする安心安楽な看護ケアを検討するスイッチが入りました．その後，こちらが実施可能な時間を再設定することを提案しました．一定期間安定した≪時間枠組み≫が確保されると，患者さんの苛立ちは和らぎ看護師非難は減り悪循環が断ち切られ，徐々に患者-看護師関係は構築されていったとのことです．

この患者さんはもしかしたら，「点滴が予定通り実施されないこと」だけではなく，人生においても病気にかかって入院することは想定外で，様々な事柄を中断，変更せざるを得なくなったことでの苦悩や苛立ち，戸惑いを抱えていたのかもしれません．それゆえに，社会生活においてはあまり目立つことのない特性が鋭敏になってゆとりがなくなり，さらなる生きにくさを感じていたのかもしれません．近年「大人の発達障害」という言葉が広く知れ渡るようになったことで，医療現場においても対応困難な患者さん（時に，医療スタッフ）について「あの人発達障害じゃないかな」なんて安易にラベリングしている場面を見かけます．ラベリングすることは一概に悪とは言いません．しかし，少なくとも医療者であれば，その後に「この人は何が不得手なのだろうか？」「どんなことに困っているのだろうか？」「どのようにしたら現状の課題を共有することができるだろうか？」という考えに行きついてほしいと常々思っています．

看護師

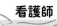

「大人の発達障害」さんに対して私たちが抱きやすい誤解

河野佐代子（慶應義塾大学病院医療連携推進部・
看護部精神看護専門看護師）

　私が大人の発達障害で思っていること・感じていることは，大人の発達障害は他者から誤解されやすいということだ．例を挙げて大人の発達障害（特に入院患者）に生じやすい誤解について説明する．

　私は，病院の中で精神科リエゾンチームの専任看護師として活動している．病棟から精神科リエゾンチームへの相談内容として，患者にどのように接したら良いかという相談が多い．以前，看護師から，次のような相談を受けた．緊急入院で集中治療を受けている 40 代男性患者が「突然叫んだり，突然黙り込んだりして困る」「予定外の検査に応じてくれない」という．看護師からの情報では，患者は，看護師や他の患者に対して頻繁にうるさいと訴え，予定外の検査に関しては，そんな話は聞いていないとパニックのようになるという．看護師は，患者のことをわがままで性格が悪い患者だという．

　リエゾンチームで患者に直接話を伺いに行くと，患者は以前から聴覚過敏があり，人が集まるところでは，昼夜を問わず耳栓をして過ごすことが多いという．集中治療室は，常にモニターの音や患者・医療者の話し声などがしていてとても苦痛だという．さらに，突発的な出来事に臨機応変に対応することが苦手で，これまで自分の予定に関しては，細かくスケジュール帳に記載し，終わった予定を一つ一つ消すことで安心できる，ということがわかった．患者は，診断は受けていないが，発達障害としての特性を持っていたのだ．病棟看護師が問題だと捉えていた患者の行動は，急な生活の変化，すなわち緊急入院によって患者が普段行っていた対処行動がとれなくなったことによって生じていた行動だったのだ．

　この状況を踏まえて，私は，病棟看護師に次の 2 点を伝えた．まず，患者の問題となっている行動は，患者がもともと持っている特性に対して患者が適切に対処できないために生じている行動であること．次に，患者の行動は，わがままなために生じてるのではなく，なるべく普段と同じような対処行動がとれれば，問題とする行動も減る可能性が高いこと．上記

2点を説明した後，病棟看護師と対応の工夫について話し合った．具体的には，昼夜を問わず積極的に耳栓を使用できるようにすること，本人が見えるところに予定表を貼り，終わったことは二重線で消していくこととした．ただし，急な体調変化によって予定外の検査もあることを主治医から患者に伝えてもらい，その際にはなるべく早めに予定を伝え，安心できるよう丁寧に説明してもらった．

　その結果，患者も安心して入院生活を送ることができ，叫んだり黙り込んでしまったりすることもなくなった．病棟看護師も，患者の行動は，患者のわがままであるという誤解が解け，対応の工夫をしたことで対応の難しさがなくなった．看護師は患者に対する誤解が解けたことで患者へのネガティブな感情がなくなり，患者も看護師に対して安心感を持てるようになった．

　発達障害という診断の有無・特性の有無に関わらず，私たちは，大人になるまでの間に，それぞれ自分の特性に応じて何らかの対処をしている．しかし，私たちが提供する入院環境は，病気の治療という名のもとに個人の対処行動を十分尊重できていないのではないだろうか．個人の対処行動を十分尊重できていないことによって生じる患者の行動を私たちは問題行動としてレッテルを貼ってしまうことはないだろうか．

　私は，発達障害や発達障害に似た特性を持つ患者と接することを通して，いかに私たち医療者が患者を病院のルールや規則に縛っているか，に気づかされることが多い．私は，発達障害やその特性を持つ患者から，私たち医療者が患者の普段の生活に立ち返ることの大切さを学ばせていただいている気がしている．

おわりに

　通勤のため，毎週のように瀬戸内海を渡ります．列車の車窓から見える海と空のコントラストは，私の大好きな景色の一つです．

　海は一様に青いわけでなく，透き通るようなブルーもあれば，深い碧色のところもあります．澄みきった青空も実はグラデーションになっていて，遠くへいくにしたがってだんだん薄い色へと変わっていきます．

　自然界だけでなく，世の中は多種多様なものばかりです．人もそれぞれで，顔も背の高さも肌の色も，趣味も価値観も，誰一人として全く同じということはありません．

　金子みすゞさんの有名な詩があります．

「私と小鳥と鈴と」

　　私が両手をひろげても，
　　お空はちっとも飛べないが
　　飛べる小鳥は私のように，
　　地面（じべた）を速く走れない．

　　私がからだをゆすっても，
　　きれいな音は出ないけど，
　　あの鳴る鈴は私のように
　　たくさんな唄は知らないよ．

　　鈴と，小鳥と，それから私，
　　みんなちがって，みんないい．

みんなそれぞれ得意なことがあり，役割があって，でも苦手なこともある．
でも，それでいい．

この詩から私は，「すべてのものは多様であり，それを認めあうことが大切」というメッセージを感じとりました．もしかすると，金子さんのおっしゃりたいことは，これとは違うのかもしれません．ただ，受けとりかたや感じかたも，それこそ人それぞれで良いのではないかと思っています．

　発達障害をテーマとしたこの書籍ですが，「発達障害のある/なし」ではなく，私を含めて「ほとんどの人は何らかの発達特性を持っている」という多様性を前提としています．そして，その特性ゆえに医療という枠組みの中で困っている患者さんがおられた際，医療者としてどのような支援ができるのか，という視点で書かせていただきました．

　「発達障害」を一括りにしてマニュアルだけで対応すると，そのほとんどは失敗してしまいます．なぜなら，何が苦手で何に困っているかは，人によって大きく異なるからです．したがって，「目の前のこの患者さん」にはどのようなケアが必要なのか，どのような環境調整が望ましいのかについて，個別に考える必要があり，これは医療の原点でもあるように思います．もちろん，自戒の念を込めて．

　本書が少しでもみなさまのお役に立つことを切に願っています．

井 上 真 一 郎

索 引

「大人の発達障害」トリセツのつくりかた　　　Ⓒ
一般病棟における入院患者の評価と対応に役立つ
実践的知識！

| 発　行 | 2020 年 8 月 25 日　1 版 1 刷 |
| | 2022 年 6 月 10 日　1 版 2 刷 |

編著者　　井 上 真 一 郎

発行者　　株式会社　中外医学社
　　　　　代表取締役　青 木　　滋
　　　　　〒 162-0805　東京都新宿区矢来町 62
　　　　　電　話　　(03) 3268-2701　(代)
　　　　　振替口座　　00190-1-98814 番

印刷・製本/横山印刷㈱　　　　　　　　　〈SK・HO〉
ISBN978-4-498-22920-4　　　　　　　Printed in Japan

イムマネジメントが完成するわけではないのです。せかせかと時間に追いまくられるような人生を選択することでもありません。時間はリソースです。このリソースを有効に活用し、時間に追いまくられるのではなく、時間をコントロールして我が物にするのが、本当の意味でのタイムマネジメントです。時間に使われるのではなく、時間は使いこなすのです。

　つまるところ、「医師の働き方改革」は医師のタイムマネジメント改革のことです。それは、医師が時間に支配されるのではなく、時間をコントロールするという新たなスキルを身につける改革です。時間に支配されないという新しい価値観を身につける改革でもあります。すでに述べたように、改革にはこれまで培ってきた価値をいったんリセットする、unlearning が必要です。医者が一番苦手とするスキル、unlearning。しかし、その新たなスキルを身につけたとき、我々の医療の世界も一歩前進し、新しいものになるに違いありません。それこそが変革への道。いわば、医療2.0への道なのです。

最後に

　本書の多くは書き下ろしですが、一部はブログや『エキスパート・ナース』（照林社）の連載「考えるナース」の内容を一部、再掲、加筆しました。また、本書の作成には中外医学社の岩松宏典さんにたいへんお世話になりました。そして、対談にお付き合いいただいたピョートル・フェリクス・グジバチさんにもこの場をお借りしてあつく御礼申し上げます。